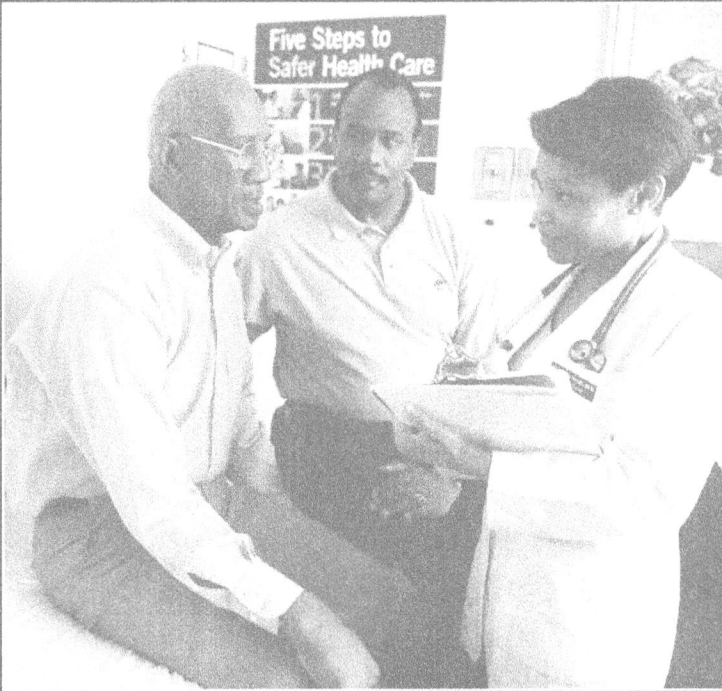

Sus Beneficios de Medicare

Esta publicación oficial del gobierno contiene información importante sobre:

★ Los servicios y suministros cubiertos por Medicare Original
★ Cuánto paga usted
★ Dónde puede obtener más información

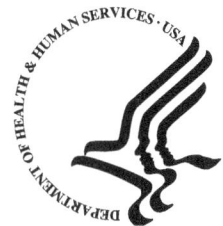

Decidir cómo obtener su atención médica es importante.

Una manera de obtener los servicios es a través del Medicare Original. Usted puede obtener la Parte A (Seguro de Hospital) y la Parte B (Seguro Médico) del Medicare Original y agregar la cobertura de los medicamentos recetados (Parte D) por una prima mensual adicional.

Otra manera de obtener la cobertura de Medicare es a través de un plan médico como un HMO o PPO. Estos planes son ofrecidos por compañías privadas. El tipo de plan de salud más común es un Plan Medicare Advantage, conocido también como "parte C". Estos planes le ofrecen todos los servicios cubiertos por las Partes A y B y deben ofrecerle por lo menos, todos los servicios que sean necesarios por motivos médicos que ofrece Medicare. Sin embargo, los Planes Medicare Advantage pueden cobrarle distintos copagos, coseguros y deducibles. La mayoría de estos planes ofrecen beneficios adicionales, como exámenes de la vista y del oído y la cobertura de los medicamentos recetados.

Esta publicación le explica los servicios y suministros cubiertos por Medicare y cómo obtenerlos a través del Medicare Original. Incluye las normas sobre los beneficios específicos que puede obtener y cuándo. También le menciona cuánto para Medicare por cada servicio y cuánto le corresponde pagar a usted. Por último, le brinda información para que obtenga respuestas a sus preguntas.

Las palabras en color azul están definidas en las páginas 59-61.

Si tiene preguntas y no encuentra la respuesta en esta publicación, consulte el manual "Medicare y Usted" que le enviamos por correo cada otoño, visite www.medicare.gov o llame GRATIS al 1-800-MEDICARE (1-800-633-4227). Los usuarios de TTY deben llamar al 1-877-486-2048.

La publicación "Sus Beneficios de Medicare" no es un documento legal. Las normas oficiales del Programa Medicare están descritas en las leyes, reglamentos y disposiciones correspondientes.

CONTENIDO

Aviso: La información de esta publicación era correcta cuando se redactó. Tal vez se hayan hecho cambios después de haberla escrito. Para averiguar si la información ha sido actualizada, llame al 1-800-MEDICARE (1-800-633-4227). Los usuarios de TTY deberán llamar al 1-877-486-2048.

ÍNDICE

ÍNDICE

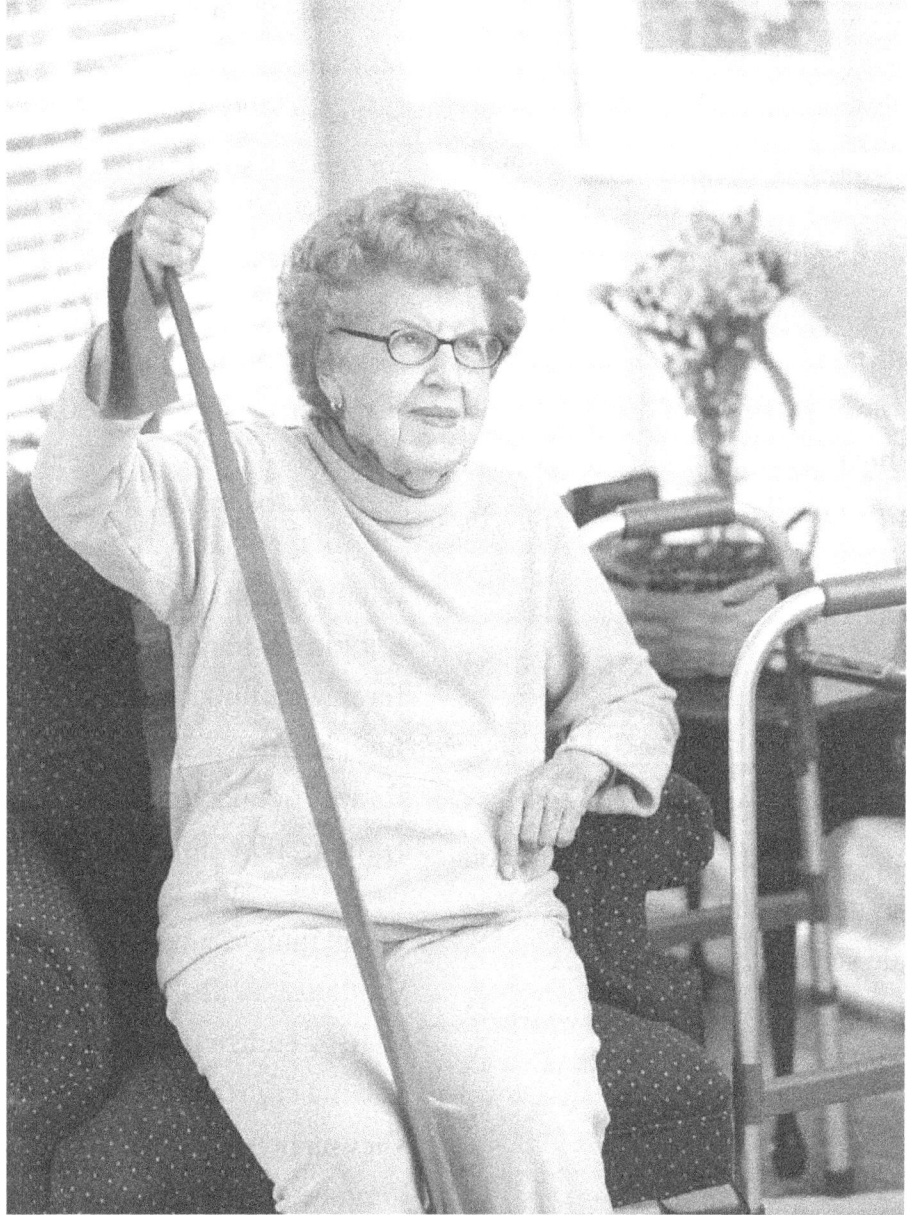

Lo Básico De Medicare

Medicare es un programa de seguro médico para personas de 65 años o mayores; algunas personas discapacitadas menores de 65 años y personas de cualquier edad con Enfermedad Renal en Etapa Final (ESRD, por su sigla en inglés) (insuficiencia renal permanente que requiere diálisis o un trasplante de riñón).

Medicare está compuesto por:

Parte A (Seguro de Hospital)

La Parte A ayuda a pagar la internación en los hospitales (hospitales de acceso crítico y centros de rehabilitación para pacientes admitidos), estadías en un centro de enfermería especializada después de una internación en el hospital e instituciones religiosas no médicas para el cuidado de la salud. La Parte A también ayuda a pagar por el cuidado de hospicio y el cuidado de la salud en el hogar. Medicare no cubre el cuidado de compañía ni el cuidado a largo plazo. Para obtener estos beneficios, usted debe cumplir ciertos requisitos.

Costo: La mayoría de las personas obtienen la Parte A automáticamente sin tener que pagar una prima mensual debido a que ellos o sus cónyuges pagaron los impuestos de Medicare mientras estaban trabajando.

Si usted o su cónyuge no pagaron los impuestos de Medicare mientras trabajaban y usted tiene 65 años o más, puede solicitar la Parte A pero tendrá que pagar una prima. Si no tiene la Parte A sin prima, en el 2008 la prima mensual puede costarle hasta $423. Esta cantidad cambia cada año.

Parte B (Seguro Médico)

La Parte B ayuda a para por los servicios que sean necesarios por razones médicas como los servicios del médico, el cuidado ambulatorio y otros que no están cubiertos por la Parte A. La Parte B es optativa.

Costo: La mayoría de las personas pagará la prima estándar de $96.40 en el 2008, pero algunos beneficiarios pagarán más según el monto de sus ingresos. Si usted es soltero (presenta una declaración de impuestos individual) y su ingreso bruto anual ajustado es más de $82,000 o, si está casado (presenta una declaración de impuestos conjunta) y su ingreso es más de $164,000, la prima mensual de la Parte B será más cara que la prima estándar. Estas cantidades cambian cada año.

Las palabras en color azul están definidas en las páginas 59-61.

Sección 1: Lo Básico de Medicare

Parte B (Seguro Médico) (continuación)

También, en ciertos casos su prima mensual será más cara si no se inscribió en la Parte B cuando fue elegible por primera vez. El costo de la prima puede aumentar 10% por cada 12 meses que usted pudo haber tenido la Parte B pero no lo hizo. Usted tendrá que pagar esta cantidad extra por el resto del tiempo que tenga la Parte B excepto en casos especiales.

Usted puede averiguar si tiene la Parte A y/o la Parte B fijándose en su tarjeta de Medicare. Su tarjeta puede que sea un poco distinta de la que aparece abajo, pero es igualmente válida. Guarde la tarjeta en un lugar seguro, la necesitará para obtener los servicios cubiertos por Medicare Original.

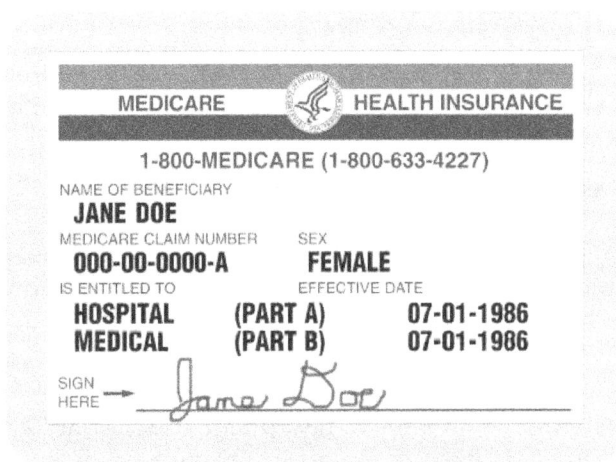

Para más información sobre la obtención de las Partes A y/o B, o si necesita reemplazar su tarjeta, visite www.socialsecurity.gov o llame alSeguro Social al 1-800-772-1213. Los usuarios de TTY deberán llamar al 1-800-325-0778. Si recibe los beneficios de la Junta de Retiro Ferroviario (RRB) llame a la oficina local de RRB o al 1-800-808-0772, o visite www.rrb.gov. Seleccione "Servicios en Línea".

Las palabras en color azul están definidas en las páginas 59-61.

¿Qué es la "Asignación" en el Medicare Original?

La asignación es un acuerdo entre los beneficiarios de Medicare, sus médicos y proveedores y Medicare. Cuando usted "asigna" una reclamación a su médico, Medicare le pagará al médico o proveedor por el servicio que usted ha recibido.

Si su médico, suministrador o proveedores acepta la asignación

Si obtiene sus servicios médicos de proveedores de la salud que aceptan la asignación, los gastos de su bolsillo pueden reducirse.

- La mayoría de los médicos y proveedores aceptan la asignación, pero usted siempre debe asegurarse de que lo hagan. En algunos casos deben aceptarla, por ejemplo cuando tiene un acuerdo con Medicare y le brindan servicios cubiertos por Medicare.

- Si los médicos y proveedores aceptan la asignación, significa que aceptan cobrarle sólo el deducible y coseguro y esperar hasta que Medicare pague su parte del servicio.

- Todos los médicos y proveedores que le brinden servicios cubiertos por Medicare deben presentar su reclamación directamente a Medicare, y no pueden cobrarle a usted por enviar la reclamación.

Sección 2: ¿Qué es la "Asignación" en el Medicare Original?

Si su médico, suministrador o proveedor no acepta la asignación

- Igualmente tienen que presentar la reclamación a Medicare cada vez que le brinden un servicio cubierto por Medicare. Si no lo hacen, usted tiene que comunicarse con la compañía que se encarga de las reclamaciones de Medicare de su estado y presentar una queja. Usted puede llamar GRATIS al 1-800-MEDICARE (1-800-633-4227) para obtener el número de teléfono de la compañía. Los usuarios de TTY deben llamar al 1-877-486-2048. Mientras tanto, tal vez tenga que pagar el monto total del servicio cuando lo reciba y luego enviar la reclamación a Medicare para que se lo reembolsen.

- Puede que le cobren más de la cantidad aprobada por Medicare. Sin embargo, hay un límite (cargo límite o limitante) para la cantidad que el médico o proveedor pueda cobrarle por encima de la cantidad aprobada por Medicare. El cargo límite es hasta un 15% más de la cantidad aprobada por Medicare (tal vez sea menor en su estado). El cargo límite sólo se aplica a ciertos servicios y no se aplica a suministros ni al equipo médico duradero.

Para buscar médicos y proveedores que acepten la "asignación", visite www.medicare.gov, seleccione "Busque un médico" o "Busque proveedores de equipo médico duradero en su zona". También puede llamar al 1-800-MEDICARE (1-800-633-4227). Los usuarios con teléfono de texto (TTY) deberán llamar al 1-877-486-2048.

Las palabras en color azul están definidas en las páginas 59-61.

¿Cómo se Pagan las Facturas en el Medicare Original?

Si le brindan un servicio cubierto por Medicare, como una visita médica o un examen de laboratorio, recibirá un Resumen de Medicare (MSN por su sigla en inglés) por correo. En el MSN se enumeran los servicios o suministros que se le cobraron a Medicare durante cada período de tres meses, cuánto pagó Medicare y cuánto pueden cobrarle a usted. El MSN no es una factura. Cuando reciba el MSN usted debe:

- Si tiene otro seguro, fijarse si dicho seguro cubre algunas de las cosas que no cubre Medicare.

- Guardar los recibos y facturas y compararlas con la información en el MSN para estar seguro de haber recibido todos los servicios y suministros enumerados.

- Si pagó una factura antes de recibir el MSN, compárela con el MSN para asegurarse de haber pagado la cantidad correcta.

Los MSN se envían cada tres meses. Si Medicare le debe enviar un cheque de reembolso. El MSN se enviará por correo en cuanto se haya procesado la reclamación. Si necesita cambiar la dirección que aparece en el MSN tiene que llamar al Seguro Social al 1-800-772-1213. Los usuarios de TTY deben llamar al 1-800-325-0778. Si recibe beneficios de la Junta de Retiro Ferroviario (RRB), llame a la oficina local de RRB o al 1-800-808-0722. Después del 1 de enero de 2009, llame al 1-877-772-5772.

También puede hacer un seguimiento de sus reclamaciones en www.MiMedicare.gov.

Es importante que le avise a su médico o al hospital que tiene otro seguro para que puedan enviar las facturas a quien corresponda. Si está inscrito en el Medicare Original y tiene preguntas sobre quién paga primero o necesita actualizar su otro seguro, llame al Contratista de Coordinación de Beneficios al 1-800-999-1118. Los usuarios de TTY deberán llamar al 1-800-318-8782.

¿Qué pasa si necesito un servicio o suministro que Medicare no cubre?

Si está inscrito en el Medicare Original, su médico, proveedor o suministrador podría entregarle un aviso por escrito explicándole que probablemente (o con seguridad) Medicare no pagará por algunos servicios. Este aviso por escrito se llama Aviso al Beneficiario por Adelantado (ABN, por su sigla en inglés). El ABN explica cuáles son los artículos o servicios que no pagará Medicare y porqué. Se le pedirá que escoja una opción del ABN indicando si desea o no recibir el servicio o suministro y que luego firme el ABN. Si opta por recibir el servicio mencionado en el ABN, significa que acepta pagar lo que Medicare no pague.

Un ABN no es una denegación oficial de cobertura de Medicare. Usted igualmente puede pedirle al médico o proveedor que envíe la reclamación a Medicare. Si se niegan a pagarla, usted puede apelar la decisión. Si no está seguro de que se le haya facturado a Medicare por un servicio que recibió, llame o escríbale al proveedor para que le mande un detalle de lo facturado. En este resumen debe mencionarse cada servicio o suministros que usted recibió de su médico o proveedor.

¿Qué sucede si Medicare no paga por un servicio o suministro?

Después que haya recibido el servicio o suministro, el proveedor debe enviarle la reclamación a Medicare. Luego usted recibirá el Resumen de Medicare (MSN) que le brinda información sobre las facturas que su proveedor le envió a Medicare. El MSN también le informa si Medicare pagó esa factura. Léalo detenidamente. Si usted piensa que Medicare debería haber pagado por un servicio o suministro que no pagó, usted tiene 120 días a partir de la fecha que reciba el resumen para presentar una apelación. En el reverso del Resumen de Medicare encontrará información sobre cómo apelar la decisión.

Si recibe servicios cubiertos por Medicare en un hospital (si está internado), en un centro de enfermería especializada, una agencia de cuidado de la salud en el hogar, en un centro amplio de rehabilitación o en un hospicio, y piensa que los servicios están terminando antes de tiempo, tiene derecho a solicitar una "apelación rápida". Dicha apelación también conocida como "determinación acelerada". Un revisor independiente decidirá si sus servicios deben continuar.

Las palabras en color azul están definidas en las páginas 59-61.

Sección 3: ¿Cómo se Pagan las Facturas en el Medicare Original?

Protéjase y Proteja a Medicare de la Facturación Fraudulenta

La mayoría de los médicos, proveedores de servicios de salud, farmacéuticos y planes que trabajan con Medicare son honestos. Desafortunadamente, algunos no lo son.

Medicare está trabajando con otras agencias gubernamentales para protegerlo y proteger al programa Medicare. El fraude contra Medicare ocurre cuando se le cobra a Medicare por servicios o suministros que usted nunca recibió. Todos los años, este fraude ocasiona pérdidas a Medicare. Usted paga por ello, con primas más altas. El fraude puede realizarlo una persona, compañía o grupo de individuos.

A continuación mencionamos algunos ejemplos de fraude contra Medicare:

- Un proveedor de la salud le envía a Medicare una factura por servicios que usted no recibió.

- El proveedor le factura a Medicare por un equipo diferente al que le proporcionó a usted.

- Alguien usa la tarjeta de Medicare de otra persona para obtener servicios, suministros o equipo médico.

- Alguien le cobra a Medicare por equipo médico para el hogar después de que usted ya lo haya devuelto.

- Una compañía le ofrece un Plan Medicare de Recetas Médicas que no ha sido aprobado por Medicare.

- Una compañía usa información falsa y engañosa para que usted se inscriba en un plan de Medicare.

Si sospecha de algún fraude en la facturación:

1. Llame a su proveedor de cuidado de salud para asegurarse de que la factura sea correcta.

2. Llame GRATIS al 1-800- MEDICARE (1-800-633-4227); los usuarios con teléfono de texto (TTY) deberán llamar al 1-877-486-2048.

3. Llame a la línea gratuita del Inspector General al 1-800-HHS-TIPS (1-800-447-8477). Los usuarios de TTY deben llamar al 1-800-377-4950.

Protéjase del Robo de Identidad y del Fraude

Mantenga su información personal a resguardo. Usted es el que decide cuándo y a quién autoriza a usar su información personal.

Por lo general, ninguna persona puede llamar o ir a su casa sin ser invitado, para venderle productos relacionados con Medicare. No le proporcione a dicha persona ningún tipo de información. **Sólo divulgue su información personal a médicos, otros proveedores, a los planes aprobados por Medicare y a las personas de la comunidad que trabajan con Medicare, como el Programa Estatal de Asistencia sobre Seguros de Salud (SHIP) o al Seguro Social.** Llame al 1-800-MEDICARE (1-800-633-4227) si no está seguro de que su proveedor esté aprobado por Medicare. Los usuarios de TTY deberán llamar al 1-877-486-2048.

Si sospecha que alguien está usando su información personal llame:

- Al 1-800-MEDICARE (1-800-633-4227); los usuarios con teléfono de texto (TTY) deberán llamar al 1-877-486-2048.

- A la línea gratuita para fraude del Inspector General 1-800-HHS-TIPS (1-800-447-8477.) Los usuarios de TTY deberán llamar al 1-800-377-4950.

- A la línea para denuncias de robo de identidad de la Comisión Federal de Comercio al 1-877-438-4338 para hacer una denuncia (los usuarios de TTY deberán llamar al 1-866-653-4261). Para más información sobre el robo de identidad visite www.consumer.gov/idtheft.

El Programa SMP (Patrulla de Personas de la Tercera Edad) puede ayudarle

El Programa SMP educa a los beneficiarios de Medicare para que participen activamente en la detección y prevención del fraude y abuso en el sistema de salud. Hay un Programa SMP en cada estado, el Distrito de Columbia, Guam, las Islas Vírgenes estadounidenses y Puerto Rico. Si desea más información o para localizar la sede de su Programa SMP local visite www. smpresource.org o llame al 1-877-808-2468.

Las palabras en color azul están definidas en las páginas 59-61.

Otras Maneras de Pagar los Costos de Medicare

Medigap (Seguro Suplementario a Medicare)

El Medicare Original paga por muchos servicios y suministros médicos, pero no paga por todos. Para pagar los costos que no están cubiertos por Medicare, le conviene comprar una póliza Medigap. Medicare no paga los costos de una póliza Medigap.

Una póliza Medigap es una póliza de seguro médico vendida por compañías privadas para completar las faltas de cobertura del Medicare Original. Las pólizas Medigap le ayudan a pagar la parte que le corresponde a usted (coseguro, copago y deducibles) de los costos de los servicios cubiertos por Medicare y algunas pólizas cubren ciertos servicios que el Medicare Original no cubre.

Si desea más información sobre las pólizas Medigap, visite www. medicare.gov y consulte la publicación "Selección de una póliza Medigap: Una Guía sobre Seguro de Salud para las Personas con Medicare" haciendo "clic" en "Buscar una publicación de Medicare". También puede llamar GRATIS al 1-800-MEDICARE (1-800-633-4227). Los usuarios de TTY deben llamar al 1-877-486-2048.

Ayuda de su estado

Los estados tienen programas para las personas de bajos ingresos y recursos limitados, que pagan por las primas de la Parte A y/o la Parte B, y en algunos casos, también pueden pagar por los deducibles y coseguros de Medicare.

¿Cuáles son los requisitos para estos programas?

- Debe tener la Parte A. (Si está pagando una prima por la Parte A, estos programas pagarán la prima por usted).

- Debe ser un individuo con recursos de $4,000* o menos o una pareja con recursos de $6,000* o menos. Los recursos incluyen: el dinero en cuentas corrientes o de ahorro, acciones, bonos, pero no incluyen por ejemplo su casa o su automóvil.

- Debe ser un individuo con un ingreso mensual de $1,190* o menos, o una pareja con un ingreso mensual de $1,595* o menos.

Muchos estados calculan su ingreso y recursos de maneras diferentes, de modo que usted podría ser elegible en su estado aun si su ingreso es mayor al mencionado.

*Los límites de ingresos cambian cada año. Si usted vive en Alaska o Hawai, los límites serán un poquito más altos. Cada estado individualmente puede tener límites de ingresos y recursos más altos.

Llame a la oficina Estatal de Ayuda Médica (Medicaid), visite www. medicare.gov o llame GRATIS al 1-800-MEDICARE (1-800-633-4227) para obtener el número de teléfono de su estado. Dado que los nombres de estos programas pueden variar en cada estado, pida información sobre los Programas de Ahorros de Medicare. Es importante que llame si piensa que es elegible aun si no está seguro.

Medicaid

Si sus ingresos y recursos son limitados, tal vez sea elegible para Medicaid. Si tiene Medicare y Medicaid, la mayoría de sus gastos de salud estarán cubiertos. Medicaid es un programa conjunto estatal y federal, que ayuda a pagar los costos médicos para ciertas personas con bajos ingresos y recursos limitados. Los programas de Medicaid varían de estado a estado. Las personas con Medicaid pueden recibir cobertura, por ciertos servicios que Medicare no cubre en su totalidad por ejemplo, el cuidado en un asilo para ancianos, cuidado en el hogar. Si desea obtener más información sobre Medicaid, llame a su Oficina Estatal de Ayuda Médica (Medicaid). Para obtener el número de teléfono, llame GRATIS al 1-800-MEDICARE (1-800-633-4227). Los usuarios de TTY deben llamar al 1-877-486-2048.

Las palabras en color azul están definidas en las páginas 59-61.

¿Cuáles son los requisitos para estos programas? (continuación)

Ayuda adicional para pagar por la cobertura de Medicare de recetas médicas

Si tiene ingresos y recursos limitados, tal vez pueda obtener la ayuda adicional para pagar por la cobertura de sus recetas médicas. Si reúne los requisitos, obtendrá ayuda para pagar por la prima mensual de su plan, el deducible anual y los copagos de los medicamentos. Consulte la página 17 para obtener información sobre la cobertura Medicare de los medicamentos recetados.

La cantidad de la ayuda adicional que reciba estará basada en su ingreso y recursos (incluidos sus ahorros y acciones pero sin incluir su casa o automóvil). En el 2008, puede obtener la ayuda adicional si su ingreso mensual es menos de $1,300 (o $1,700 si está casado y vive con su pareja), y sus recursos menores a $11, 990 (o $23,970 si está casado y vive con su pareja).

La Administración del Seguro Social envía a los beneficiarios con ciertos ingresos una solicitud para la "ayuda adicional". Si usted recibe esta solicitud, llénela y envíela de vuelta al Seguro Social en cuanto pueda. Si no recibe la solicitud y piensa que puede ser elegible, llame al 1-800-772-1213, visite www.socialsecurity.gov o solicítela en su Oficina de Ayuda Médica (Medicaid). Los usuarios con teléfono de texto (TTY) deben llamar al 1-800-325-0778. Después de solicitarla, recibirá una carta en la que le informan si es o no elegible, cuánto le otorgarán y qué es lo que tiene que hacer.

Usted será elegible automáticamente para recibir esta ayuda y no tiene que solicitarla si:

- Recibe los beneficios completos de Medicaid.

- Recibe el beneficio de Seguridad de Ingreso Suplementario (SSI por su sigla en inglés).

- Obtiene ayuda de su programa estatal Medicaid para pagar las primas de la Parte B de Medicare (pertenece a un Programa de Ahorros de Medicare).

Sección 4: Notas

La Cobertura de los Medicamentos Recetados de Medicare

La cobertura para las recetas médicas (Parte D) está disponible para todos los beneficiarios de Medicare. Para obtener esta cobertura debe inscribirse en un Plan Medicare de Recetas Medicamentos. Estos planes los ofrecen compañías de seguro y otras compañías privadas aprobadas por Medicare. Cada plan varía en cuanto a los costos y a los medicamentos que cubre. Aun si usted ahora no necesita muchos medicamentos, debería inscribirse en un plan Medicare para recetas médicas.

Si se inscribe en uno de estos planes, generalmente pagará una prima mensual además de la prima mensual que ya paga por la Parte B. Hay dos maneras de obtener la cobertura de medicamentos recetados.

1) Inscribirse en un Plan de Medicare de Recetas Médicas (a veces conocido como "PDP"), que agregue esta cobertura al Medicare Original, a ciertos Planes de Costo de Medicare, algunos Planes Privados de Pago por Servicio (PFFS) y a los Planes de Cuenta de Ahorros Médicos de Medicare (MSA).

2) Inscribirse en un Plan Medicare Advantage (como un HMO o PPO) u otro plan de salud de Medicare que incluya la cobertura de recetas médicas. Usted recibirá todos los beneficios de Medicare (Partes A y B) y la cobertura de medicamentos (Parte D) a través del plan. A veces a estos planes se les conoce como "MA PD".

Visite www.medicare.gov o llame GRATIS al 1-800-MEDICARE (1-800-633-4227) para obtener información sobre los Planes Medicare de Medicamentos Recetados en su zona. Los usuarios de TTY deben llamar al 1-877-486-2048.

Las palabras en color azul están definidas en las páginas 59-61.

Sección 5: La Cobertura de los Medicamentos Recetados de Medicare

Aun si usted espera para inscribirse en un Plan Medicare de Medicamentos Recetados, no tendrá que pagar la penalidad por inscripción tardía si ya tuvo cobertura de medicamentos de otro seguro, llamada "cobertura válida de medicamentos". Esta cobertura puede ser la de su empleador o sindicato, TRICARE, la del Departamento de Asuntos de Veteranos o ciertas pólizas Medigap. Su plan actual de medicamentos tiene la obligación de informarle cada año si la cobertura de medicamentos que tiene es válida o acreditable. **Guarde esta carta, tal vez la necesite más tarde cuando decida inscribirse en un Plan Medicare de Medicamentos Recetados.**

Importante:

Si tiene o es elegible para otro tipo de cobertura de medicamentos, lea los documentos que le envía la compañía de seguro o el plan para averiguar si su cobertura se vería afectada si usted se inscribe en un Plan Medicare de Medicamentos Recetados. Otros tipos de cobertura pueden ser la de su empleador o sindicato, TRICARE, la del Departamento de Asuntos de Veteranos o ciertas pólizas Medigap. Si aún tiene preguntas, hable con su administrador de beneficios, asegurador o plan antes de hacer cualquier cambio a su cobertura actual.

Las palabras en color azul están definidas en las páginas 59-61.

Lo que Cubre el Medicare Original

Los cuadros que comienzan en la próxima página incluyen la información siguiente:

- Muchos de los servicios y suministros cubiertos por Medicare
- Las condiciones y límites de cobertura
- Cuánto tiene que pagar usted

Mientra lee los cuadros a continuación tenga en cuenta dos cosas:

1. A menos que se indique lo contrario, en el 2008 usted paga un deducible anual de $135 por los servicios y suministros cubiertos por la Parte B antes de que Medicare comience a pagar su parte, según cuál sea el servicio o suministro.

2. Las cantidades reales que usted tenga que pagar pueden ser mayores si sus médicos y proveedores no aceptan la asignación, según cuál sea el servicio o suministro.

La información sobre servicios y suministros que aparece en los cuadros es válida para todas las personas inscritas en Medicare. Si usted está inscrito en un Plan Medicare Advantage u otro Plan de Salud de Medicare, tendrá los mismos beneficios básicos pero las normas variarán con cada plan. Algunos servicios y suministros tal vez no aparezcan en estos cuadros porque la cobertura de los mismos dependerá del lugar donde viva. Para más información visite www.medicare.gov o llame al 1-800-MEDICARE (1-800-633-4227). Los usuarios de TTY deben llamar al 1-877-486-2048.

Servicios Preventivos

Hay un dibujo de una manzana al lado de cada servicio preventivo cubierto por Medicare. Estos servicios pueden prevenir enfermedades o permitir una detección temprana de un problema médico, que es cuando el tratamiento da mejores resultados. Hable con su médico para averiguar cuáles son los servicios preventivos que necesita y que Medicare cubre.

Acupuntura

Medicare no cubre el servicio de acupuntura.

Ambulancia

La Parte B de Medicare cubre el servicio de ambulancia por tierra si tiene que ir a un hospital o a un Centro de Enfermería Especializada (SNF, por su sigla en inglés), sólo si el transporte en otro vehículo pudiera poner en peligro su salud. Medicare pagará la ambulancia aérea (avión o helicóptero) si requiere asistencia urgente y el traslado por tierra no puede no es lo suficientemente rápido. En algunos casos Medicare paga por el traslado en ambulancia que no sea una emergencia si se lo ha ordenado su médico. Medicare solamente pagará por el traslado hasta el centro médico más cercano que pueda tratar su problema.

En el 2008 USTED paga el 20% de la cantidad aprobada por Medicare. Todos los proveedores de servicios de ambulancia deben aceptar la asignación.

Andadores/Sillas de Ruedas

La Parte B de Medicare cubre los vehículos operados a motor (scooters), andadores y las sillas de ruedas como equipo médico duradero que su médico recete para uso en el hogar. Para más información, vea la sección Equipo médico duradero en la página 32.

Sillas de ruedas eléctricas: El médico debe examinarlo en persona y recetarle por escrito la silla de ruedas eléctrica antes de que Medicare ayude a pagar por la misma.

En el 2008 USTED paga el 20% de la cantidad aprobada por Medicare.

Anestesia

La Parte A de Medicare cubre la anestesia que recibe cuando está internado en el hospital. La parte B de Medicare cubre la anestesia que usted recibe como paciente ambulatorio en el hospital o en un centro de cirugía ambulatoria.

En el 2008 USTED paga el 20% de la cantidad aprobada por Medicare para los servicios de anestesia brindados por un médico o enfermera anestesista certificada. El servicio de anestesia debe brindarse como parte de un servicio médico o quirúrgico.

Las palabras en color azul están definidas en las páginas 59-61.

Aneurisma Aórtico Abdominal

La parte B de Medicare cubre una prueba de ultrasonido una sola vez, para las personas de alto riesgo. Esta prueba sólo está cubierta por Medicare si es ordenada por su médico como resultado del examen físico "Bienvenido a Medicare" cubierto por única vez.

En el 2008 USTED paga el 20% de la cantidad aprobada por Medicare. No tiene haber pagado el deducible de la Parte B.

Anteojos y Lentes de Contacto

Por lo general, Medicare no cubre anteojos/gafas o lentes de contacto.Sin embargo, **después de una cirugía de cataratas con lente intraocular**, Medicare puede ayudar a pagar los anteojos y/o lentes de contacto.

En el 2008 USTED paga generalmente el 100%. Paga el 20% de la cantidad aprobada por Medicare para un par de anteojos o de lentes de contacto después de una operación de cataratas con el uso de una lente intraocular. Si desea unos anteojos de mejor calidad, la diferencia la paga usted.

Aparatos Ortopédicos (para brazos, cuello, piernas, espalda)

La Parte B de Medicare cubre los aparatos ortopédicos para brazos, piernas, cuello y espalda.

En el 2008 USTED paga el 20% de la cantidad aprobada por Medicare.

Atención en un Asilo para Ancianos

La mayor parte del cuidado en el asilo para ancianos se considera cuidado de custodia (ayuda para bañarse, vestirse, etc). Por lo general, Medicare no cubre el cuidado de custodia si es el único tipo de atención que necesita. Sin embargo, si por motivos médicos usted necesita cuidado especializado (como el cambio del un vendaje, etc.), la Parte A de Medicare pagará el cuidado especializado brindado en un Centro de Enfermería Especializada (SNF, por su sigla en inglés) certificado. Vea Centro de Enfermería Especializada en la página 51.

A menos que se indique lo contrario, en el 2008 usted paga un deducible anual de $135 por los servicios y suministros cubiertos por la Parte B antes de que Medicare comience a pagar su parte, según cuál sea el servicio o suministro.

Bastón/Muletas

La Parte B de Medicare paga por los bastones y muletas. Medicare no cubre bastones para los ciegos. Si desea obtener más información, vea la sección Equipo Médico Duradero en la página 32.

> **En el 2008 USTED paga** el 20% de la cantidad aprobada por Medicare.

Cama de Hospital

Vea equipo médico duradero en la página 33.

Centros de Cirugía Ambulatoria

La Parte B de Medicare paga por los procedimientos quirúrgicos aprobados que se realicen en un centro de cirugía ambulatoria.

> **En el 2008 USTED paga** el 20% de la cantidad aprobada por Medicare.

Cirugía estética

Generalmente, Medicare no cubre este servicio a menos que lo necesite porque tuvo un accidente o para mejorar la función de una malformación corporal. Medicare cubre la reconstrucción del seno después de una mastectomía por cáncer del seno (mama).

Citología Papanicolau/Examen Pélvico

La Parte B de Medicare cubre la citología Papanicolau y el examen pélvico (y un examen clínico del seno) para todas las beneficiarias una vez cada 24 meses. Si corre alto riesgo de padecer de cáncer cervical o vaginal, o si está en edad de concebir y tiene un resultado anormal en la citología Papanicolau, Medicare cubre esta prueba y el examen una vez cada 12 meses. Medicare no cubre los exámenes físicos de rutina excepto el examen "Bienvenido a Medicare" que está cubierto una sola vez (vea la página 45)

> **En el 2008 USTED no paga** por el examen Papanicolau. Paga el 20% de la cantidad aprobada por Medicare para la parte en la que el médico toma la muestra, y paga una cantidad fija (copago) si el examen pélvico fue realizado en el departamento ambulatorio de un hospital.

Si a usted le hacen la prueba de Papanicolau, el examen pélvico y el examen clínico de los senos durante la misma consulta de su examen físico, debe pagar por el examen físico.

Clínica Rural y Centros de Salud aprobados Federalmente

La Parte B de Medicare cubre una amplia gama de servicios de salud brindados generalmente como servicios ambulatorios.

En el 2008 USTED paga el 20% de la cantidad aprobada por Medicare.

Consejería para Dejar de Fumar

La Parte B de Medicare cubre hasta 8 consultas en persona en un período de 12 meses si le diagnosticaron una enfermedad causada o agravada por el cigarrillo, o si toma algún medicamento cuya función se vea afectada por el tabaco.

En el 2008 USTED paga el 20% de la cantidad aprobada por Medicare.

Cuidado de Custodia/Compañía

(ayuda con las actividades de la vida diaria, como bañarse, vestirse, usar el baño, y comer)

Medicare no cubre cuidado de custodia cuando es el único tipo de cuidado que necesita. El cuidado es considerado de custodia o compañía cuando tiene por objetivo ayudarlo a realizar actividades de la vida diaria o sus necesidades personales, y cuando puede ser brindado de manera segura y prudente por personas que no tienen habilidades profesionales o capacitación.

Las palabras en color azul están definidas en las páginas 59-61.

A menos que se indique lo contrario, en el 2008 usted paga un deducible anual de $135 por los servicios y suministros cubiertos por la Parte B antes de que Medicare comience a pagar su parte, según cuál sea el servicio o suministro.

Sección 6: Lo que Cubre el Medicare Original

Cuidado de Hospicio

Medicare cubre el cuidado de hospicio siempre y cuando:

- Usted sea elegible para la Parte A de Medicare.
- Su médico certifique que usted padece una enfermedad terminal y probablemente le queden menos de seis meses de vida.
- Acepte la atención paliativa (cuidado para mantenerlo cómodo) en lugar de los servicios para curar su enfermedad,
- Usted firme una declaración escogiendo el cuidado de hospicio en lugar de los beneficios de rutina cubiertos por Medicare para su enfermedad terminal.
- Usted reciba atención del programa de hospicio aprobado por Medicare. La enfermera licenciada no puede certificar que el paciente tiene una enfermedad terminal, pero después de que lo haga el médico, la enfermera licenciada puede actual en lugar del médico.

Usted puede seguir recibiendo el cuidado de hospicio mientras que el médico o el director del hospicio certifique es padece de una enfermedad terminal.

Cuidado de relevo: El cuidado de relevo es el cuidado de internación que recibe un paciente del hospicio para que la persona que lo cuida pueda descansar. Usted puede permanecer en un centro aprobado por Medicare, como un centro dc hospicio o un asilo para ancianos, hasta 5 días cada vez que reciba cuidado de relevo.

Medicare seguirá pagando por los servicios cubiertos para cualquier problema de salud que no esté relacionado con su enfermedad terminal.

En el 2008 USTED no paga por el cuidado de hospicio. Tendrá que pagar un copago de hasta $5 por lo medicamentos (para paciente ambulatorio) para controlar los síntomas de la enfermedad y el dolor. Medicare no paga por el alojamiento ni las comidas cuando usted recibe cuidado de hospicio en su hogar u otro lugar donde vive (como un asilo para ancianos).

En ciertos casos, si el personal del hospicio indica que se lo debe internar en un hospicio o si la persona que lo cuida necesita ser relevada por un período corto de tiempo, el costo del alojamiento y comidas estará incluido en el pago que hace Medicare. Usted paga el 5% de la cantidad aprobada por Medicare para el cuidado de relevo de un paciente internado.

Las palabras en color azul están definidas en las páginas 59-61.

A menos que se indique lo contrario, en el 2008 usted paga un deducible anual de $135 por los servicios y suministros cubiertos por la Parte B antes de que Medicare comience a pagar su parte, según cuál sea el servicio o suministro.

Cuidado de los Pies

La Parte B de Medicare cubre los servicios de un podólogo (médico del pie) por un tratamiento necesario por razones médicas de lesiones o enfermedades del pie (como juanetes y ascitis plantar/dureza en el talón que produce dolor), pero no cubre el cuidado de los pies de rutina. Vea zapatos terapéuticos y examen de los pies en Suministros y servicios para diabéticos a partir de la página 27.

> **En el 2008 USTED paga** el 100% del examen de los pies de rutina. Usted paga el 20% de la cantidad aprobada por Medicare para cualquier tratamiento de los pies necesario por motivos médicos.

Cuidado de la Salud Mental

Las Partes A y B de Medicare cubren los servicios de salud mental de maneras distintas.

Medicare cubre el cuidado de salud mental brindado por un médico o profesional calificado. Antes de comenzar el tratamiento, pregunte a su médico, psicólogo, trabajador social, u otro profesional de la salud si aceptan el pago de Medicare.

Cuidado de salud mental para paciente interno: La Parte A de Medicare cubre los servicios de cuidado de salud mental para los pacientes internados. Estos servicios pueden brindarse en un hospital general, o en un hospital de especialidad psiquiátrica que sólo cuida a personas con problemas de salud mental. Medicare ayuda a pagar los servicios de salud mental de la misma manera que lo hace para cualquier otro cuidado de hospital de paciente interno.

Nota: Si usted está en un hospital de especialidad psiquiátrica, Medicare ayuda a pagar hasta un total de 190 días de cuidado (límite de por vida).

> **En el 2008 USTED paga** el mismo deducible y copagos que paga por cualquier internación en el hospital. Vea Internación en el hospital en la página 39.

A menos que se indique lo contrario, en el 2008 usted paga un deducible anual de $135 por los servicios y suministros cubiertos por la Parte B antes de que Medicare comience a pagar su parte, según cuál sea el servicio o suministro.

Cuidado de la Salud Mental (continuación) 🍎

Cuidado de salud mental ambulatorio: La Parte B de Medicare cubre los servicios de salud mental ambulatorios brindados por un médico, psicólogo clínico, trabajador social clínico, especialista de enfermería clínico o un ayudante de médico en un consultorio, clínica o en el departamento ambulatorio del hospital.

> **En el 2008 USTED paga** generalmente el 50% de la cantidad aprobada por Medicare para el servicios de algunos servicios de psiquiatría como la terapia individual o grupal. También podría pagar un copago o coseguro por el hospital o clínica donde recibe el tratamiento

Hospitalización parcial: La Parte B de Medicare cubre la hospitalización parcial en algunos casos. La misma se brinda en forma de un programa estructurado de tratamiento activo que es más intenso que el cuidado recibido en el consultorio de su médico o terapeuta. Para que Medicare cubra un programa de hospitalización parcial el médico debe indicar que usted necesitaría, de lo contrario, un tratamiento como paciente interno. Medicare cubre los servicios de personal calificado como psicólogos, asistentes sociales, enfermeras practicantes, enfermeras especializadas y asistentes de médico de acuerdo a lo autorizado por la ley local y estatal para los servicios necesarios por razones médicas.

> **En el 2008 USTED paga** un copago fijo por cada día de servicio. También tendrá que pagar un copago o coseguro si recibe los servicios en el departamento ambulatorio de un hospital o en una clínica de salud mental de su comunidad.

Cuidado de Relevo

La Parte A de Medicare cubre el cuidado de relevo (para que la persona que lo cuida regularmente pueda descansar) de los pacientes de hospicio. Vea Cuidado de hospicio en la página 38.

> **En el 2008 USTED paga** el 5% de la cantidad aprobada por Medicare.

Las palabras en color azul están definidas en las páginas 59-61.

A menos que se indique lo contrario, en el 2008 usted paga un deducible anual de $135 por los servicios y suministros cubiertos por la Parte B antes de que Medicare comience a pagar su parte, según cuál sea el servicio o suministro.

Cuidado en un Centro de Enfermería Especializada (SNF por su sigla en inglés)

La Parte A de Medicare cubre el cuidado especializado en un Centro de Enfermería Especializada (SNF por su sigla en inglés) bajo ciertas condiciones y por un tiempo limitado. El cuidado especializado es la atención média que se brinda cuando usted necesita que personal de enfermería especializada o de rehabilitación controle, observe, y evalúe su cuidado de salud. Medicare cubre ciertos servicios de cuidado especializado que son necesarios a diario en un período de corto plazo (hasta 100 días).

En el 2008 USTED paga por cada período de beneficio:

De 1-20 días: $0 por día

De 21-100 días: hasta $128 diarios

Después de 100 días: el 100%

La Parte A de Medicare cubre hasta 100 días de internación en un SNF por cada período de beneficio. Para información sobre los períodos de beneficio y los días de reserva vitalicios consulte las páginas 59-60.

Medicare cubre el cuidado especializado si se cumplen estas condiciones:

1. Usted tiene la Parte A (Seguro de Hospital) y aún le quedan días en su período de beneficio.

2. Ha tenido una estadía en el hospital que lo califica, lo que significa que ha estado internado por tres días seguidos incluido el día en que ingresa pero no el que sale del hospital. Usted debe ingresar al SNF al poco tiempo de haber dejado el hospital (generalmente 30 días) y necesitar servicios especializados relacionados con el problema por el que estuvo en el hospital (vea el punto 5). Cuando deja el SNF, si tiene que ingresar nuevamente a ese u otro SNF dentro de los 30 días, no necesita otra estadía en el hospital de 3 días para obtener beneficios adicionales del SNF. Esto también es válido si deja de recibir cuidado especializado mientras está en el SNF y luego comienza a recibirlo otra vez dentro de los 30 días.

A menos que se indique lo contrario, en el 2008 usted paga un deducible anual de $135 por los servicios y suministros cubiertos por la Parte B antes de que Medicare comience a pagar su parte, según cuál sea el servicio o suministro.

3. Su médico ha decidido que usted necesita cuidado especializado a diario, el cual debe ser brindado por, o estar bajo la supervisión directa del personal de rehabilitación o enfermería especializada. Si usted está en el SNF solamente por los servicios de rehabilitación especializados, su cuidado es considerado cuidado a diario incluso si estos servicios de terapia se ofrecen sólo 5 ó 6 días a la semana, siempre que usted necesite la terapia cada día que la ofrezcan.

4. Usted recibe estos servicios en un SNF que está certificado por Medicare.

5. Usted necesita estos servicios especializados debido de una condición médica que:

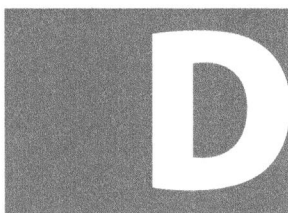

D

Defribilador Automático Implantable

Las Partes A y B de Medicare cubren los defibriladores para aquellos beneficiarios a quienes se les diagnosticó una insuficiencia cardíaca.

En el 2008 USTED paga el coseguro y/o deducible que se aplique a los pacientes internados y ambulatorios.

Degeneración Macular

Las Partes A y B de Medicare cubren los defibriladores para aquellos beneficiarios a quienes se les diagnosticó una insuficiencia cardíaca.

En el 2008 USTED paga el 20% de la cantidad aprobada por Medicare.

Densitometría Ósea (medición de masa ósea)

La Parte B de Medicare cubre las mediciones de masa ósea solicitadas por su médico o profesional calificado si usted cumple con una o más de las siguientes condiciones:

Mujeres

- Usted es una persona de alto riesgo a padecer de osteoporosis, osteopenia o fracturas vertebrales.

Las palabras en color azul están definidas en las páginas 59-61.

A menos que se indique lo contrario, en el 2008 usted paga un deducible anual de $135 por los servicios y suministros cubiertos por la Parte B antes de que Medicare comience a pagar su parte, según cuál sea el servicio o suministro.

Densitometría Ósea (medición de masa ósea) (continuación)

Hombres y Mujeres

- Sus rayos X muestran osteoporosis, osteopenia o fracturas vertebrales.
- Usted toma prednisona o medicina de tipo esteroide o comenzará dicho tratamiento.
- Le han diagnosticado hiperparatiroidismo primario.
- Usted está bajo tratamiento con un medicamento para la osteoporosis, para ver si la terapia es adecuada.

El examen está cubierto una vez cada 24 meses o con mayor frecuencia si fuese necesario por razones médicas.

> **En el 2008 USTED paga** el 20% de la cantidad aprobada por Medicare. En el departamento ambulatorio del hospital pagará un copago.

Diálisis Renal (servicios y suministros)

Medicare cubre ciertos servicios y suministros para diálisis renal, incluyendo:

Tratamientos de diálisis para pacientes internados: La Parte A de Medicare los cubre si usted ingresa a un hospital para recibir cuidado especial. Vea Internación en el hospital en la página 39.

Tratamientos de diálisis para pacientes ambulatorios: Cubiertos por la Parte B cuando usted recibe tratamiento regularmente en cualquier centro de diálisis aprobado por Medicare.

> **En el 2008 USTED paga** el 20% de la cantidad aprobada por Medicare.

Ciertos servicios de apoyo para el tratamiento de diálisis en el hogar: La Parte B de Medicare cubre las visitas del personal entrenado para servicios de diálisis para controlar su diálisis en el hogar, para ayudarle en caso de emergencia, revisar el equipo de hemodiálisis y el suministro de agua para la hemodiálisis.

> **En el 2008 USTED paga** el 20% de la cantidad aprobada por Medicare. Solamente el centro de diálisis puede brindarle servicios de apoyo para el tratamiento de diálisis en el hogar.

A menos que se indique lo contrario, en el 2008 usted paga un deducible anual de $135 por los servicios y suministros cubiertos por la Parte B antes de que Medicare comience a pagar su parte, según cuál sea el servicio o suministro.

Diálisis Renal (servicios y suministros) (continuación)

Ciertas medicinas para diálisis en el hogar: Como por ejemplo la Heparina, el antídoto para la Heparina cuando sea necesario por razones médicas y anestésicos cubiertas por la Parte B de Medicare.

En el 2008 USTED paga el 20% de la cantidad aprobada por Medicare si trata directamente con el proveedor, si trata con el centro de diálisis, estos medicamentos estarán incluidos en el costo del tratamiento de diálisis.

Eritropoiesis – agentes estimulantes: La Parte B cubre ciertos agentes como Epogen® o Epoetin alfa., Procrit®, Arnesp® o Darbepoetin alfa para tratar la anemia si usted padece de Enfermedad Renal en Etapa Final.

En el 2008 USTED paga el 20% de la cantidad aprobada por Medicare.

Entrenamiento para auto-diálisis: Cubierto por la Parte B de Medicare. Incluye entrenamiento para usted y la persona que lo ayuda con su tratamiento de diálisis en el hogar.

En el 2008 USTED paga el 20% de la cantidad aprobada por Medicare. Si trata directamente con el centro de diálisis, el costo del equipo de diálisis y suministros está incluido en el costo del tratamiento. Si trata con un proveedor de suministros médicos (que no sea el centro de diálisis), el proveedor debe aceptar la asignación.

Equipos y suministros para diálisis en el hogar: La Parte B de Medicare cubre el equipo y suministros tales como alcohol, toallitas, vendas estériles, guantes de goma y tijeras.

En el 2008 USTED paga el 20% de la cantidad aprobada por Medicare.

Educación sobre Salud y Bienestar

Medicare generalmente no paga por los programas de salud y bienestar. Sin embargo, paga por la terapia de nutrición para quienes padecen de diabetes o de insuficiencia renal, educación sobre la diabetes (vea la página 20), también cubre la consejería para dejar de fumar y el examen "Bienvenido a Medicare" pagado por única vez (vea la página 45).

A menos que se indique lo contrario, en el 2008 usted paga un deducible anual de $135 por los servicios y suministros cubiertos por la Parte B antes de que Medicare comience a pagar su parte, según cuál sea el servicio o suministro.

Sección 6: Lo que Cubre el Medicare Original

Equipo Médico Duradero (DME)

La Parte B de Medicare cubre el Equipo Médico duradero (DME por su sigla en inglés) que su médico ordena para que lo use en el hogar. Sólo su propio médico puede recetar el equipo para usted.

El equipo médico duradero es:

- Un equipo que sirve para mucho tiempo
- Que usted necesita por motivos médicos
- Generalmente inútil para alguien que no esté enfermo o herido y
- Se usa en el hogar

El equipo médico duradero cubierto por Medicare incluye pero no se limita a:

- Camas de aire
- Monitores para la glucosa en la sangre
- Bastones (los bastones blancos para ciegos no están cubiertos)
- Sillas retretes/inodoros portátiles
- Muletas
- Máquina de diálisis
- Equipo y suministros de oxígeno para el hogar
- Camas de hospital
- Bombas de infusión (y ciertos medicamentos utilizados en bombas de infusión de ser considerados razonables y necesarios)
- Nebulizadores (y algunos medicamentos utilizados en los nebulizadores, de ser considerados razonables y necesarios)
- Elevadores/transportadores de pacientes (para levantar a un paciente de la cama o silla de rueda hidráulicamente)
- Bombas de succión
- Equipo de tracción
- Andadores
- Sillas de ruedas

A menos que se indique lo contrario, en el 2008 usted paga un deducible anual de $135 por los servicios y suministros cubiertos por la Parte B antes de que Medicare comience a pagar su parte, según cuál sea el servicio o suministro.

Equipo Médico Duradero (DME) (continuación)

Asegúrese que el suministrador esté inscrito en Medicare y tenga un número de proveedor de Medicare. Los suministradores tienen que cumplir con ciertas normas para calificar y recibir un número de proveedor. Medicare no pagará la reclamación si el suministrador no tiene dicho número, aunque éste sea parte de una cadena grande o sea una tienda por departamentos que vende más que sólo equipos médicos duraderos.

> **En el 2008 USTED paga** el 20% de la cantidad aprobada por Medicare. La cantidad que usted paga varía, Medicare paga por distintos tipos de DME de varias maneras; algunos equipos deben alquilarse, otros pueden comprarse y para otros puede elegir si los compra o los alquila. Si un proveedor de DME no acepta la asignación, no hay un límite a lo que puedan cobrarle. Tal vez tenga que pagar el total de la factura (su parte y la de Medicare) en el momento en que obtiene el DME.

Nota: Antes de obtener el DME pregunte si el proveedor participa en Medicare. Si participa, debe aceptar la asignación. Si el proveedor está inscrito en Medicare pero no "participa" tiene la opción de aceptar la asignación o no aceptarla.

Examen del Oído y del Equilibrio/Audífonos

En algunos casos, la Parte B de Medicare paga por un examen del oído para diagnóstico y prueba de equilibrio. Medicare no cubre los exámenes del oído de rutina, ni los aparatos auditivos o las pruebas de ajuste de los mismos.

> **En el 2008 USTED paga** el 100% del examen de rutina y de los aparatos auditivos. Usted paga el 20% de la cantidad aprobada por Medicare para los exámenes cubiertos.

Examen de la Vista

Medicare no cubre el examen de la vista de rutina (refracción ocular) para recetarle los anteojos.

- Medicare cubre algunas pruebas y evaluaciones preventivas.
- Vea exámenes de la vista anuales bajo Servicios y suministros para diabéticos en la página 26.
- Vea Evaluación para glaucoma en la página 35.
- Vea Degeneración macular en la página 40.

Las palabras en color azul están definidas en las páginas 59-61.

A menos que se indique lo contrario, en el 2008 usted paga un deducible anual de $135 por los servicios y suministros cubiertos por la Parte B antes de que Medicare comience a pagar su parte, según cuál sea el servicio o suministro.

Examen Físico (de rutina)

("Bienvenido a Medicare" examen cubierto por única vez).
Medicare cubre por **única vez** un examen físico "Bienvenido a Medicare, así como la educación y consejería sobre los servicios preventivos que usted necesita, incluidas ciertas evaluaciones y vacunas. Las recomendaciones para que reciba otro tipo de atención, si las necesitase, estarán cubiertas." Por lo general, Medicare no cubre el examen físico de rutina (periódico).

Importante: Usted debe hacerse este examen en los 12 meses siguientes a su inscripción en la Parte B (el deducible de la Parte B no aplica).

> **En el 2008 USTED paga** generalmente el 100% del examen físico de rutina. Paga el 20% de la cantidad aprobada por Medicare para el examen "Bienvenido a Medicare".

Evaluación Cardiovascular

La Parte B de Medicare paga por un examen de colesterol, lípidos y nivel de triglicéridos cada cinco años, para prevenir un ataque al corazón o un derrame cerebral (stroke).

> **En el 2008 USTED no paga** por este examen pero por lo general tendrá que pagar el 20% de la cantidad aprobada por Medicare para la visita médica.

Evaluación de Cáncer Colorrectal

La Parte B de Medicare cubre varias evaluaciones para cáncer del colon. Todas las personas con Medicare que tienen 50 años o más de edad están cubiertas. Sin embargo, no hay una edad mínima para hacerse una colonoscopía.

Colonoscopía: Medicare cubre esta prueba cada 24 meses si usted es una persona de alto riesgo de padecer cáncer de colon. De lo contrario, una vez cada 120 meses, pero no dentro de los 48 meses de haberse hecho una sigmoidoscopía.

> **En el 2008 USTED paga** el 20% de la cantidad aprobada por Medicare. No tiene haber pagado el deducible de la Parte B.

A menos que se indique lo contrario, en el 2008 usted paga un deducible anual de $135 por los servicios y suministros cubiertos por la Parte B antes de que Medicare comience a pagar su parte, según cuál sea el servicio o suministro.

Evaluación de Cáncer Colorrectal (continuación)

Examen de sangre oculta en materia fecal: Medicare cubre esta prueba cada 12 meses.

> **En el 2008 USTED no paga** por este examen pero por lo general tendrá que pagar el 20% de la cantidad aprobada por Medicare para la visita médica.

Sigmoidoscopía flexible: Medicare cubre esta prueba una vez cada 48 meses, para las personas mayores de 50 años, o para las personas de alto riesgo, 120 meses después de una evaluación de cáncer colorrectal.

> **En el 2008 USTED paga** el 20% de la cantidad aprobada por Medicare. No tiene haber pagado el deducible de la Parte B.

Enema de Bario: El enema de bario se paga una vez cada 48 meses (o cada 24 meses si es una persona de alto riesgo), cuando se usa en lugar de la sigmoidoscopía flexible o de la colonoscopía.

Evaluación de Cáncer de Próstata

Medicare cubre evaluaciones de tamizaje ("screening") para todos los beneficiarios de 50 años o más de edad (la cobertura comienza al día siguiente del cumpleaños 50) una vez cada 12 meses. Los exámenes cubiertos incluyen:

Examen digital rectal:

> **En el 2008 USTED paga** generalmente el 20% de la cantidad aprobada por Medicare para el examen digital rectal.

Examen de Antígeno Prostático Específico (PSA, por su sigla en inglés): .

> **En el 2008 USTED no paga** por este examen.

Evaluación de Glaucoma

Medicare cubre una evaluación de glaucoma cada 12 meses para las personas de alto riesgo de padecer de glaucoma. Esto incluye personas que padecen de diabetes, personas con historia familiar de glaucoma, afro-americanos que tienen 50 años o más o hispanos de 65 años o más. La evaluación debe ser realizada o supervisada por un oculista que cuenta con permiso legal para prestar este servicio en su estado.

> **En el 2008 USTED paga** el 20% de la cantidad aprobada por Medicare.

Las palabras en color azul están definidas en las páginas 59-61.

A menos que se indique lo contrario, en el 2008 usted paga un deducible anual de $135 por los servicios y suministros cubiertos por la Parte B antes de que Medicare comience a pagar su parte, según cuál sea el servicio o suministro.

Evaluación para la Detección de Diabetes 🍎

La Parte B de Medicare cubre los exámenes de diabetes. Estos exámenes están disponibles si usted tiene cualquiera de los factores de riesgo: hipertensión, dislipidemia (historial de niveles anormales de colesterol y triglicéridos), obesidad o historial de nivel elevado de azúcar en la sangre. Medicare también paga por ellos si usted tiene dos o más de las características siguientes:

- 65 años o más
- Sobrepeso
- Historial familiar de diabetes (padres, hermanos, etc.)
- Historial de diabetes gestacional (diabetes durante el embarazo) o de dar a luz a un bebé que pesó más de 9 libras.

Según los resultados de estos exámenes, tal vez se le podrían pagar hasta dos evaluaciones de diabetes por año.

> **En el 2008 USTED no paga** por este examen pero por lo general tendrá que pagar el 20% de la cantidad aprobada por Medicare para la visita médica.

Inodoro Portátil

La Parte B de Medicare cubre los inodoros portátiles que le haya recetado su médico para usar en el hogar, si usted debe permanecer en su dormitorio. Si desea más información, vea Equipo Médico Duradero en la página 32.

> **En el 2008 USTED paga** el 20% de la cantidad aprobada por Medicare.

Instituciones Religiosas No Médicas para el Cuidado de la Salud (RNHCI por su sigla en inglés)

Medicare no cubre la parte religiosa del cuidado en una RNHCI. Medicare cubre la internación que no recibe atención médica si cumple con estos requisitos:

A menos que se indique lo contrario, en el 2008 usted paga un deducible anual de $135 por los servicios y suministros cubiertos por la Parte B antes de que Medicare comience a pagar su parte, según cuál sea el servicio o suministro.

Instituciones Religiosas No Médicas para el Cuidado de la Salud (RNHCI por su sigla en inglés) (continuacion)

- El RNHCI aceptó y esta actualmente certificado para participar en Medicare y, el Comité de Revisión de Utilización entiende que usted aceptaría la atención en un hospital o centro de enfermería especializada si no fuese por sus creencias religiosas.

- Usted tiene un acuerdo por escrito con Medicare en el que se indica que necesita este tipo de atención por motivos religiosos. El acuerdo también debe indicar que si usted acepta la atención médica estándar, tal vez deba esperar más para obtener los servicios de una RNHCI en el futuro. Usted siempre podrá tener acceso a los servicios de la Parte A que sean necesarios por motivos médicos.

- El cuidado que le brindan es razonable y necesario.

  En el 2008 USTED paga por cada período de beneficio:
  De 1-60 días: $1,024 de deducible
  De 61-90 días: $256 diarios de coseguro
  De 91-150 días: $512 diarios de coseguro
  Después de 150 días: todos los costos

Para información sobre los períodos de beneficio y los días de reserva vitalicios, consulte las páginas 59-60.

Internación en un Hospital

(Para los servicios ambulatorios del hospital, vea la página 43)

Medicare cubre el cuidado de hospital del paciente interno siempre y cuando todo lo siguiente se aplique:

- Un médico diga que usted necesita cuidado en el hospital como paciente interno para tratar su enfermedad o lesión.
- Usted necesite el tipo de cuidado que puede brindarse solamente en el hospital.
- El hospital haya acordado participar en el programa Medicare.
- El Comité de Revisión de Utilización del hospital apruebe su estadía mientras usted esté en el hospital.

Las palabras en color azul están definidas en las páginas 59-61.

Internación en un Hospital (continuación)

Los servicios de hospital cubiertos por Medicare incluyen: una habitación semi-privada, comidas, enfermería general, y otros servicios y suministros. Esto incluye la atención médica que usted recibe en hospitales de acceso crítico, y el cuidado de salud mental como paciente interno (vea la página 41). No incluye la enfermera privada o un televisor o teléfono en su habitación. Tampoco incluye una habitación privada, a menos que sea necesario por razones médicas.

En el 2008 USTED paga por cada período de beneficio:

De 1 a 60 días: un deducible total de $1,024

De 61 a 90 días: $256 por cada día

De 91 a 150 días: $512 por cada día

Después de 150 días: todos los costos

Usted paga por una enfermera privada, la televisión o el teléfono en su habitación. También paga por una habitación privada a menos que sea necesaria por razones médicas.

Para información sobre los períodos de beneficios y los días de reserva de por vida, vea la página 59.

Mamografía

La Parte B de Medicare cubre una mamografía una vez cada 12 meses (deben haber transcurrido 11 meses completos desde su última mamografía) para todas las mujeres con Medicare de por lo menos 40 años de edad. También podrá hacerse una mamografía de base (de referencia) entre los 35 y 39 años de edad.

En el 2008 USTED paga el 20% de la cantidad aprobada por Medicare, y no tiene que haber pagado el deducible de la Parte B.

La Parte B de Medicare cubre las mamografías de diagnóstico cuando sean necesarias por razones médicas.

En el 2008 USTED paga el 20% de la cantidad aprobada por Medicare.

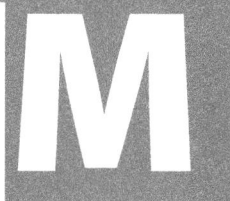

Medicamentos

Vea medicamentos recetados (para pacientes ambulatorios) en la página 46.

A menos que se indique lo contrario, en el 2008 usted paga un deducible anual de $135 por los servicios y suministros cubiertos por la Parte B antes de que Medicare comience a pagar su parte, según cuál sea el servicio o suministro.

Medicamentos Recetados (para pacientes ambulatorios) Cobertura muy Limitada

La Parte B de Medicare cubre un número limitado de medicamentos recetados para pacientes ambulatorios. Su farmacia o su médico deben aceptar la asignación por los medicamentos recetados cubiertos por Medicare. La Parte B cubre los medicamentos que no puede auto-administrarse y que usted recibe en el departamento ambulatorio de un hospital o en el consultorio del médico. Generalmente no cubre los medicamentos que usted puede auto-administrarse y que recibe en la sala de emergencia o en una unidad de observación. Usted puede obtener una cobertura amplia de medicamentos si se inscribe en un plan Medicare de recetas médicas (también conocidos como la Parte D). Si desea más información, vea la página 17.

Ejemplos de medicamentos recetados cubiertos para los pacientes ambulatorios:

- Medicamentos de infusión que se administran a través de equipo médico duradero, como una bomba de infusión o un nebulizador y que sean razonables y necesarios.

- **Ciertos antígenos:** Medicare ayudará a pagar los antígenos si éstos son preparados por un médico y administrados por una persona apropiadamente entrenada (que podría ser el mismo paciente) bajo la supervisión del médico.

- **Medicinas para la osteoporosis:** Medicare ayuda pagar una medicina inyectable para la osteoporosis para ciertas mujeres con Medicare. Vea mujeres con osteoporosis en la sección Cuidado de la Salud en el Hogar en la página 37.

- **Eritropoiesis – agentes estimulantes (como Epogen® o Epoetin alfa o Darbepoetin alfa (Aranesp®):** Medicare pagará las inyecciones de Eritropoietina si usted padece de ESRD (insuficiencia renal permanente) y necesita esta medicina para tratar la anemia.

- **Factores de coagulación (hemofilia):** si usted padece hemofilia, Medicare ayudará a pagar los factores de coagulación que usted se inyecte.

- **Medicinas inyectables:** Medicare cubre la mayoría de medicinas inyectables administradas por un profesional médico licenciado.

Las palabras en color azul están definidas en las páginas 59-61.

A menos que se indique lo contrario, en el 2008 usted paga un deducible anual de $135 por los servicios y suministros cubiertos por la Parte B antes de que Medicare comience a pagar su parte, según cuál sea el servicio o suministro.

Medicamentos Recetados (para pacientes ambulatorios) Cobertura muy Limitada (continuación)

- **Medicamentos inmunosupresores:** Medicare cubre la terapia de medicina inmunosupresora para los pacientes que han recibido un trasplante en un centro certificado por Medicare, siempre y cuando el trasplante haya sido pagado por Medicare (o por un seguro privado que actúe como pagador primario de la cobertura de la Parte A de Medicare).

  Aviso: Los Planes Medicare de Medicamentos Recetados podrían pagar por los medicamentos inmunosupresores, aun si Medicare o su plan de salud grupal de su empleador o sindicato no pagó por el trasplante.

- **Medicinas orales para el cáncer:** Medicare ayudará a pagar ciertas medicinas orales contra el cáncer si la misma medicina está disponible en forma inyectable. Actualmente, Medicare cubre las siguientes medicinas orales contra el cáncer:

  – Capecitabina (Nombre de marca Xeloda®)

  – Ciclofosfamida (Nombre de marca Cytoxan®)

  – Metotrexate

  – Temozolomida (Nombre de marca Temodar®)

  – Busulfán (Nombre de marca Myleran®)

  – Estoposida (Nombre de marca VePesid®)

  – Melfalán (Nombre de marca Alkeran®)

Cuando haya nuevas medicinas contra el cáncer disponibles, es posible que Medicare las incluya en esta lista.

- **Medicinas orales contra la náusea:** Medicare ayudará a pagar medicinas orales contra la náusea como parte de la quimioterapia. Los medicamentos deben ser usados en 48 horas y deben ser en reemplazo del medicamento anti-náusea que se administra en forma intravenosa.

  En el 2008 USTED paga el 100% de los medicamentos que toma en su casa a menos que tenga la Parte D. Usted paga un coseguro o copago por los medicamentos que le dan en el consultorio de su médico o en el departamento ambulatorio del hospital. Usted paga el 20% de la cantidad aprobada por Medicare para los medicamentos cubiertos. La cobertura de medicamentos de la Parte B es limitada.

Miembros Artificiales (ojos y extremidades)

La Parte B de Medicare paga por los miembros y ojos artificiales cuando sean ordenados por su médico.

En el 2008 USTED paga el 20% de la cantidad aprobada por Medicare.

Ortóticos

La Parte B de Medicare cubre los miembros y ojos artificiales así como los aparatos para brazos, piernas, espalda y cuello. Medicare no paga por los zapatos ortopédicos a menos que sea una parte necesaria del aparato para la pierna. Medicare tampoco paga por los aparatos dentales u otros servicios dentales. Vea Servicios y suministros para diabéticos (zapatos terapéuticos) en la página 26.

En el 2008 USTED paga el 20% de la cantidad aprobada por Medicare.

Oxígeno

La Parte B de Medicare cubre el alquiler de equipo de oxígeno, o si usted posee su propio equipo, Medicare pagará el contenido del oxígeno y los suministros para el oxígeno siempre y cuando:

Su médico indique que usted padece una enfermedad pulmonar grave o no recibe suficiente oxígeno y su estado de salud podría:

- Mejorar con oxígeno.
- El nivel de gas en la sangre arterial se encuentre en una cierto rango.
- Se hayan tratado otras alternativas que hayan fracasado, o que no fueron útiles para usted.

En las condiciones arriba mencionadas, Medicare ayuda a pagar:

- Sistemas para suministrar oxígeno
- Contenedores que almacenan oxígeno
- Tubos y suministros relacionados para el suministro de oxígeno

En el 2008 USTED paga el 20% de la cantidad aprobada por Medicare.

Las palabras en color azul están definidas en las páginas 59-61.

A menos que se indique lo contrario, en el 2008 usted paga un deducible anual de $135 por los servicios y suministros cubiertos por la Parte B antes de que Medicare comience a pagar su parte, según cuál sea el servicio o suministro.

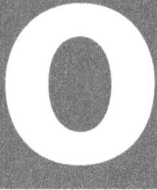

Programa de Rehabilitación Cardíaca

La Parte B de Medicare paga por los programas que incluyen ejercicio, educación y consejería para pacientes que son referidos por un médico, y que:

- han sufrido un ataque al corazón en los últimos 12 meses,
- se les ha hecho un bypass coronario,
- padecen de angina de pecho estable
- les han reemplazado o arreglado una válvula del corazón,
- se les ha realizado una angioplastia o se les ha implantado un stent coronario y/o
- se les realizó un trasplante de corazón o corazón-pulmón.

Estos programas pueden brindarse en el departamento ambulatorio de un hospital o en una clínica dirigida por un médico.

En el 2008 USTED paga el 20% de la cantidad aprobada por Medicare.

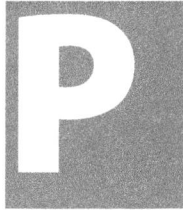

Prótesis

La Parte B de Medicare cubre las prótesis que se necesitan para reemplazar una parte o función del cuerpo. Esto incluye los lentes correctivos aprobados por Medicare necesarios después de una operación a las cataratas (ver la sección Anteojos/gafas/lentes de contacto en la página 34), bolsas de ostomía, y ciertos suministros relacionados (ver la sección Suministros de ostomía en la página 43), y prótesis de seno (incluyendo un sostén quirúrgico) después de una mastectomía (ver la sección Prótesis del seno en esta página).

Prótesis de Senos

La Parte B de Medicare cubre las prótesis de seno (incluido el sostén) para después de una mastectomía.

En el 2008 USTED paga el 20% de la cantidad aprobada por Medicare.

A menos que se indique lo contrario, en el 2008 usted paga un deducible anual de $135 por los servicios y suministros cubiertos por la Parte B antes de que Medicare comience a pagar su parte, según cuál sea el servicio o suministro.

Pruebas/ Ensayos Clínicos

Los ensayos clínicos prueban nuevos tipos de cuidado médico como por ejemplo una nueva medicina contra el cáncer. Las pruebas clínicas ayudan a los médicos y a los investigadores a ver si el nuevo tratamiento es eficaz y seguro. Medicare cubre gastos de rutina, como consultas médicas y exámenes si usted participa en una prueba/ensayo clínica.

En el 2008 USTED paga la parte que pagaría normalmente por los servicios cubiertos.

Pruebas de Diagnóstico, Rayos X y Servicios de Laboratorio

Medicare cubre las pruebas de diagnóstico como tomografías computarizadas (CT, por su sigla en inglés), pruebas de resonancia magnética (MRI, por su sigla en inglés), electrocardiogramas (EKG, por su sigla en inglés) y rayos X cuando sean ordenadas por su médico como parte del tratamiento de un problema de salud. Medicare también cubre pruebas de diagnóstico clínico y servicios proporcionados por laboratorios certificados que participan en Medicare. Las pruebas de diagnóstico y los servicios de laboratorio se realizan para ayudar a su médico a diagnosticar o descartar una enfermedad o estado de salud. Medicare no cubre la mayoría de evaluaciones de rutina, como las pruebas auditivas. Medicare cubre algunas pruebas y evaluaciones preventivas para prevenir, diagnosticar y controlar un problema médico. Si desea más información, vea Servicios Preventivo en la página 48.

En el 2008 USTED paga el 20% de la cantidad aprobada por Medicare para los servicios de diagnóstico cubiertos y rayos X realizados en el consultorio del médico o en un centro independiente. Usted paga un copago por las pruebas de diagnóstico y rayos X en el departamento ambulatorio de un hospital. Usted no paga por los servicios de laboratorio cubiertos por Medicare.

Las palabras en color azul están definidas en las páginas 59-61.

A menos que se indique lo contrario, en el 2008 usted paga un deducible anual de $135 por los servicios y suministros cubiertos por la Parte B antes de que Medicare comience a pagar su parte, según cuál sea el servicio o suministro.

Quimioterapia

La Parte A de Medicare paga por la quimioterapia para los pacientes con cáncer internados en el hospital. La Parte B de Medicare cubre la quimioterapia ambulatoria o para los pacientes que se tratan en el consultorio médico o en una clínica.

> **En el 2008 USTED paga** el 20% de la cantidad aprobada por Medicare para la quimioterapia realizada en el departamento ambulatorio de un hospital, en el consultorio médico o en una clínica. Para averiguar sobre la quimioterapia para los pacientes internos en un hospital, consulte Internación en el hospital en la página 39.

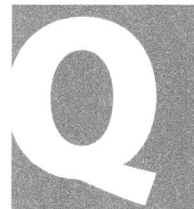

Radiación

La terapia de radiación está cubierta por la Parte A para los pacientes internados en un hospital. La Parte B de Medicare cubre la radiación para los pacientes ambulatorios de un hospital, y para pacientes de clínicas independientes

> **En el 2008 USTED paga** el deducible de internación y el coseguro (si se aplica).
>
> **En el 2008 USTED paga** un copago fijo (por la radiación para pacientes ambulatorios).
>
> **En el 2008 USTED paga** el 20% de la cantidad aprobada por Medicare para la terapia de radiación en una clínica independiente.

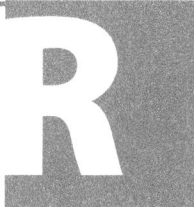

Rayos X

La Parte B de Medicare cubre las radiografías de diagnóstico necesarias por motivos médicos que sean ordenadas por su médico. Si desea obtener más información, vea la sección Pruebas de diagnóstico en la página 29.

> **En el 2008 USTED paga** el 20% de la cantidad aprobada por Medicare. Usted paga un copago por las radiografías que le hacen como paciente ambulatorio..

A menos que se indique lo contrario, en el 2008 usted paga un deducible anual de $135 por los servicios y suministros cubiertos por la Parte B antes de que Medicare comience a pagar su parte, según cuál sea el servicio o suministro.

Refracción Ocular

Medicare no cubre las refracciones oculares de rutina para recetarle anteojos y/o lentes de contacto. Vea examen de la vista.

Sangre 🍎

La Parte A de Medicare cubre la sangre que recibe como paciente interno y la Parte B cubre la sangre que recibe como paciente externo en el hospital o en un Centro de Cirugía Ambulatorio. Medicare no cubre las primeras 3 pintas de sangre que usted recibe por las Partes A y B combinadas en un año.

> **En el 2008 USTED paga** el costo del proveedor por las tres primeras pintas de sangre que recibe en el año, o tiene que reponer la sangre si el proveedor tuvo que comprarla. En la mayoría de los casos el proveedor la obtiene de un banco de sangre sin costo, y en ese caso usted no tendrá que pagarla o reponerla. Usted paga el 20% de la cantidad aprobada por Medicare para todas las pintas de sangre adicionales que reciba como paciente ambulatorio, además tiene que haber pagado el deducible de la Parte B.

Segunda Opinión sobre Cirugía

La Parte B de Medicare cubre una segunda opinión médica antes de una cirugía que no sea de emergencia. Una segunda opinión es cuando otro médico da su punto de vista sobre su problema de salud y tratamiento. Medicare también ayudará a pagar una tercera opinión médica si la primera y la segunda opinión difieren.

> **En el 2008 USTED paga** el 20% de la cantidad aprobada por Medicare.

Servicios Ambulatorios del Hospital

La Parte B de Medicare cubre servicios que son necesarios por razones médicas que usted recibe como paciente ambulatorio de un hospital que participa en Medicare, para el diagnóstico o tratamiento de una enfermedad o lesión.

Los servicios ambulatorios del hospital cubiertos incluyen:

- Servicios en una sala de emergencia o clínica para pacientes ambulatorios; incluyendo la cirugía el mismo día;

Las palabras en color azul están definidas en las páginas 59-61.

A menos que se indique lo contrario, en el 2008 usted paga un deducible anual de $135 por los servicios y suministros cubiertos por la Parte B antes de que Medicare comience a pagar su parte, según cuál sea el servicio o suministro.

Servicios Ambulatorios del Hospital (continuación)

- Exámenes de laboratorio facturados por el hospital;
- Servicios de salud mental en un programa de hospitalización parcial, si un médico certifica que de no recibir este cuidado, sería necesario un tratamiento como paciente interno;
- Rayos X y otros servicios de radiología facturados por los hospitales;
- Suministros médicos como tablillas y yesos;
- Evaluaciones y servicios preventivos
- Ciertos medicamentos y productos biológicos que usted mismo no puede administrarse.

    En el 2008 USTED paga el 20% de la cantidad aprobada por Medicare para los servicios del médico. Para otros servicios que no sean los del médico, usted paga un copago por cada servicio ambulatorio que reciba en el hospital.

Servicios Dentales

Medicare no cubre cuidado dental de rutina o la mayoría de procedimientos dentales tales como limpiezas, curaciones, extracciones o dientes postizos. Medicare no paga implantes dentales u otros aparatos dentales.

La Parte A de Medicare pagará ciertos servicios dentales que recibe cuando está en el hospital.

La Parte A de Medicare puede pagar las estadías en el hospital si usted necesita procedimientos de emergencia o procedimientos dentales complicados, incluso si el cuidado dental no está cubierto.

A menos que se indique lo contrario, en el 2008 usted paga un deducible anual de $135 por los servicios y suministros cubiertos por la Parte B antes de que Medicare comience a pagar su parte, según cuál sea el servicio o suministro.

Servicios de Emergencia

La Parte B de Medicare cubre servicios de sala de emergencia. Los servicios de emergencia pueden cubrirse en el extranjero, en ciertas circunstancias. Si desea obtener más información, vea Viajes en la página 55. Una emergencia médica es cuando usted tiene una lesión grave o enfermedad que requiere atención médica inmediata para evitar que muera o quede incapacitado.

> **En el 2008 USTED paga** un copago por cada visita a la sala de emergencia a menos que sea admitido en el mismo hospital y por el mismo problema en los 3 días siguientes a la visita a la sala de emergencia.

Cuando usted es atendido en la sala de emergencia, paga un copago específico por cada servicio del hospital. También tiene que pagar un coseguro del 20% de la cantidad aprobada por Medicare para cada médico que lo trate.

Servicios de Laboratorio

La Parte B de Medicare cubre los servicios necesarios por razones médicas que recibe de su doctor ya sea en el consultorio, en un hospital, en un centro de enfermería especializada, en su hogar o en cualquier otro lado.

Los exámenes físicos de rutina no están cubiertos, excepto el examen físico "Bienvenido a Medicare" que se cubre una sola vez (vea la página 45.) Algunos servicios y exámenes preventivos están cubiertos por Medicare. Vea Servicios Preventivos en la página 48.

> **En el 2008 USTED paga** el 20% de la cantidad aprobada por Medicare.

Servicios para el Cuidado de la Salud en el Hogar (atención domiciliaria)

Las Parte A y B de Medicare cubren ciertos servicios de salud en el hogar, siempre y cuando:

- Su médico decida que usted necesita cuidado médico en su hogar, y haga un plan de atención.

- Usted necesite por lo menos uno de los servicios siguientes:

    – cuidado razonable intermitente o a tiempo parcial de enfermería especializada (que no sea sólo tomarle una muestra de sangre)

    – terapia física

    – terapia de patología del lenguaje

    – Terapia ocupacional continuada

A menos que se indique lo contrario, en el 2008 usted paga un deducible anual de $135 por los servicios y suministros cubiertos por la Parte B antes de que Medicare comience a pagar su parte, según cuál sea el servicio o suministro.

Las palabras en color azul están definidas en las páginas 59-61.

Servicios para el Cuidado de la Salud en el Hogar (atención domiciliaria) (continuación)

- La agencia de cuidado de la salud en el hogar debe estar certificada por Medicare.

Usted debe estar confinado en su hogar. Esto significa que normalmente no puede salir de casa y hacerlo representa un gran esfuerzo. Las salidas deben ser poco frecuentes, por un período corto, como para ir a un servicio religioso. Usted puede continuar con la atención domiciliaria si asiste a un centro de cuidado diurno para adultos.

Nota: El cuidado de la salud en el hogar puede incluir los servicios de un auxiliar a tiempo parcial o intermitente, servicios sociales, suministros médicos, equipo médico duradero (vea la página 32) y un medicamentos inyectables para la osteoporosis.

> **En el 2008 USTED paga** el 20% de la cantidad aprobada por Medicare.

Medicamentos para las mujeres que padecen de osteoporosis:

Medicare ayuda a pagar por un medicamento inyectable para la osteoporosis para las mujeres que tienen la Parte B, cumplen con los requisitos para recibir el beneficio de cuidado de la salud en el hogar (atención domiciliaria) y tiene una fractura ósea certificada por un médico como relacionada con la osteoporosis posmenopáusica. También tiene que tener un documento del médico en el que indica que usted no puede aprender o aplicarse la inyección, y que la persona o familiar que lo cuida no puede o no quiere aplicarle el medicamento inyectable. Medicare cubre la visita de una enfermera del servicio de salud en el hogar, para aplicarle la inyección.

> **En el 2008 USTED paga** el 20% de la cantidad aprobada por Medicare para la vacuna y no paga por la visita de la enfermera que se la aplica.

A menos que se indique lo contrario, en el 2008 usted paga un deducible anual de $135 por los servicios y suministros cubiertos por la Parte B antes de que Medicare comience a pagar su parte, según cuál sea el servicio o suministro.

Servicios Preventivos

La Parte B de Medicare paga por los servicios preventivos o evaluaciones para la prevención o detección temprana de enfermedades que es cuando el tratamiento da los mejores resultados:

- Evaluación de Aneurisma Aórtico Abdominal en la página 20
- Densitometría ósea, en la página 22
- Análisis de sangre para una evaluación cardiovascular en la página 23
- Evaluación del cáncer colorrectal en la página 24
- Evaluación de diabetes en la página 26
- Entrenamiento para auto-monitoreo de la diabetes, en la página 28
- Prueba de glaucoma en la página 35
- Mamografía en la página 40
- Terapia médica de nutrición en la página 40
- Un examen único "Bienvenido a Medicare" en la página 45
- Citología Papanicolau y examen pélvico en la página 44
- Evaluación de cáncer de próstata en la página 48
- Vacunas en la página 50:
    - Vacunas contra la gripe/influenza en la página 34.
    - Vacunas contra la pulmonía en la página 46
    - Vacunas contra la hepatitis B en la página 36.
- Consejería para dejar de fumar en la página 52

Servicios que No son Brindados por un Médico

La Parte B de Medicare cubre ciertos servicios brindados por asistentes sociales, ayudantes de médico o enfermeras licenciadas.

En el 2008 USTED paga el 20% de la cantidad aprobada por Medicare.

Servicios Quiroprácticos

La Parte B de Medicare cubre la manipulación de la columna para corregir una luxación (cuando una o más vértebras se salen de lugar) cuando sea practicada por quiroprácticos u otros proveedores calificados, y sea necesario por motivos médicos.

En el 2008 USTED paga el 20% de la cantidad aprobada por Medicare.

Las palabras en color azul están definidas en las páginas 59-61.

Servicios y Suministros para Diabéticos

La Parte B de Medicare cubre algunos suministros para diabéticos. Estos incluyen:

- Tiras para determinar el nivel de glucosa en la sangre,
- Monitor de glucosa en la sangre
- Dispositivos para lancetas y lancetas
- Soluciones de control de glucosa para verificar la precisión de la tiras de prueba y los monitores.

Tal vez haya un límite a la cantidad y la frecuencia con la que puede recibir estos suministros. Para más información vea Equipo Medico Duradero en la página 32.

En el 2008 USTED paga el 20% de la cantidad aprobada por Medicare

Insulina: Medicare no paga por la insulina (a menos que la use con una bomba de insulina), inyectores de insulina, jeringas, agujas, hisopo de alcohol o gasa. La insulina y ciertos artículos médicos para inyectar la insulina, tales como los hisopos de alcohol, gasas y jeringas están cubiertos por la Parte D.

Si usted usa una bomba de insulina externa, la insulina y la bomba pueden ser cubiertas como equipo médico duradero. Consulte Equipo Medico Duradero en la página 32.

En el 2008 USTED paga el costo total de la insulina a menos que la use con una bomba de insulina (en cuyo caso tendrá que pagar el 20% de la cantidad aprobada por Medicare) y el 100% del costo de las jeringas y agujas, a menos que tenga la Parte D.

Zapatos terapéuticos y plantillas: La Parte B de Medicare cubre los zapatos terapéuticos y las plantillas para aquellas personas que padecen de la enfermedad de pie diabético. El médico que trata su diabetes debe certificar que usted necesita los zapatos terapéuticos o las plantillas, los mismos deben ser recetados por un podiatra u otro médico calificado y vendidos por un podiatra, médico protésico u ortotista. Medicare ayuda a pagar por un par de zapatos terapéuticos y plantillas por año. Las modificaciones a los zapatos pueden ser sustituidas por plantillas. Las pruebas de los zapatos y plantillas ya están cubiertas en el pago de los zapatos.

En el 2008 USTED paga el 20% de la cantidad aprobada por Medicare.

A menos que se indique lo contrario, en el 2008 usted paga un deducible anual de $135 por los servicios y suministros cubiertos por la Parte B antes de que Medicare comience a pagar su parte, según cuál sea el servicio o suministro.

Servicios y Suministros para Diabéticos (continuación)

Entrenamiento para autocontrol de la diabetes: Este programa para pacientes ambulatorios pagado por las Partes A y B de Medicare, le enseña a monitorear su diabetes. Incluye educación sobre cómo controlar el nivel de glucosa en la sangre, dieta, ejercicio e insulina. Si tiene diabetes. Medicare podría pagarle hasta 10 horas de entrenamiento para autocontrol de la diabetes. También puede que sea elegible para dos horas más de entrenamiento al año si:

- Se brinda a un grupo de 2-20 personas*.

- Dura por lo menos 30 minutos.

- Se realiza al año de haber recibido su entrenamiento inicial.

- Su médico o practicante calificado lo ordena como parte de su plan médico.

- Puede que se haga una excepción si no hay una sesión de grupo disponible o si su médico o practicante calificado indica que por razones especiales usted no puede participar en el entrenamiento grupal.

> **En el 2008 USTED paga** el 20% de la cantidad aprobada por Medicare.

Examen de los pies: La Parte B de Medicare paga por un examen de los pies cada seis meses para las personas que padecen de neuropatía diabética periférica y pérdida de sensación, siempre y cuando no haya consultado a otro especialista de pies por otro motivo entre visitas.

> **En el 2008 USTED paga** el 20% de la cantidad aprobada por Medicare para los cargos del centro ambulatorio o la visita médica.

Prueba de glaucoma: La Parte B de Medicare cubre la prueba de glaucoma cada 12 meses para los beneficiarios que padecen de diabetes, que tiene un historial familiar de glaucoma, para los afroamericanos de 50 años o mayores o los hispanos de 65 años o mayores.

> **En el 2008 USTED paga** el 20% de la cantidad aprobada por Medicare.

Las palabras en color azul están definidas en las páginas 59-61.

50

A menos que se indique lo contrario, en el 2008 usted paga un deducible anual de $135 por los servicios y suministros cubiertos por la Parte B antes de que Medicare comience a pagar su parte, según cuál sea el servicio o suministro.

Servicios y Suministros para Diabéticos: (continuación)

Servicios médicos de nutrición: La Parte B de Medicare cubre los servicios de terapia médica de nutrición para las personas que padecen diabetes o de insuficiencia renal cuando sean ordenados por un médico. Estos servicios pueden ser brindados por un dietista registrado o un profesional de nutrición aprobado por Medicare e incluyen la evaluación y consejería personal para que controle su diabetes o su insuficiencia renal.

> **En el 2008 USTED paga** el 20% de la cantidad aprobada por Medicare.

Suministros de Ostomía

La Parte B de Medicare cubre suministros de ostomía para las personas a quienes se les practicó una colostomía, ileostomía o una ostomía urinaria. Medicare cubre la cantidad de suministros que su médico indique que usted necesita según su estado de salud.

> **En el 2008 USTED paga** el 20% de la cantidad aprobada por Medicare para los servicios del médico y los suministros.

Suministros (para usar en el hogar)

Por lo general, la Parte B de Medicare no cubre suministros médicos comunes como vendajes y gasas. Medicare cubre algunos suministros para diabéticos y para diálisis. Vea las secciones de Suministros y servicios para diabéticos en la página 26 y Diálisis (riñón) en la página 30. Para artículos tales como andadores, oxígeno y sillas de ruedas, vea la sección Equipo médico duradero en la página 32.

> **En el 2008 USTED paga** por lo general, el 100% de la mayoría de los suministros para usar en el hogar.

A menos que se indique lo contrario, en el 2008 usted paga un deducible anual de $135 por los servicios y suministros cubiertos por la Parte B antes de que Medicare comience a pagar su parte, según cuál sea el servicio o suministro.

Telemedicina

Es el servicio médico o de la salud que se brinda a un paciente utilizando un sistema de comunicaciones (como una computadora, teléfono o televisión) proporcionado por un proveedor de la salud que se encuentra en un lugar distinto al paciente.

La Parte B de Medicare cubre la telemedicina en algunas zonas rurales, si se cumplen ciertas condiciones y sólo en el consultorio del proveedor, un hospital o una clínica aprobada federalmente.

> **En el 2008 USTED paga** el 20% de la cantidad aprobada por Medicare para los servicios del médico.

Terapia Física, Ocupacional y del Habla/Lenguaje.

La Parte B de Medicare ayuda a pagar los servicios ambulatorios necesarios por razones médicas, de las terapias física y ocupacional así como los servicios de patología del habla cuando se cumplan estos dos requisitos:

- Su médico o terapeuta establezca el plan del tratamiento, y
- Su médico revise de manera periódica el plan para determinar por cuánto tiempo necesitará la terapia.

Podrá recibir estos servicios como paciente ambulatorio en un hospital o centro de enfermería especializada que participa en Medicare o en una agencia para el cuidado de la salud en el hogar, una agencia de rehabilitación, o una clínica de rehabilitación general. Además, podrá recibir servicios de un terapeuta físico u ocupacional privado, aprobado por Medicare, en su consultorio o en su hogar. (Medicare no paga los servicios brindados por patólogos terapeutas del habla que tienen prácticas privadas.)

En el 2008, puede que existan límites para los servicios de terapia física, ocupacional y del lenguaje/habla. Si los hubiera, también podría haber excepciones.

> **En el 2008 USTED paga** el 20% de la cantidad aprobada por Medicare.

Terapia del Lenguaje/Habla

Vea Terapia física/Ocupacional/Patología del lenguaje/habla en la página 45.

Las palabras en color azul están definidas en las páginas 59-61.

52

A menos que se indique lo contrario, en el 2008 usted paga un deducible anual de $135 por los servicios y suministros cubiertos por la Parte B antes de que Medicare comience a pagar su parte, según cuál sea el servicio o suministro.

Terapia de Nutrición (médica)

La Parte B de Medicare cubre los servicios de terapia médica de nutrición para las personas que padecen diabetes, enfermedad del riñón (pero que no requieren diálisis), y después de un trasplante de riñón cuando sea referido por un médico. Medicare cubre estos servicios como una parte del tratamiento de diálisis. Estos servicios pueden ser brindados por un dietista registrado o un profesional de nutrición aprobado por Medicare e incluyen la evaluación y consejería personal y terapia a través de un sistema interactivo de telecomunicaciones. Vea la sección Servicios y suministros para diabéticos en la página 26.

> **En el 2008 USTED paga** el 20% de la cantidad aprobada por Medicare.

Terapia Ocupacional

Vea la sección Terapia física, ocupacional y del habla en la página 45.

Transporte (rutina)

Medicare no cubre el transporte para obtener la atención médica periódica. Si desea más información, vea Servicios de ambulancia en la página 20.

Trasplantes (servicios médicos)

Medicare paga por los servicios médicos para trasplantes, vea Trasplantes (Costo de la clínica/centro).

> **En el 2008 USTED paga** el 20% de la cantidad aprobada por Medicare para los servicios del médico.

A menos que se indique lo contrario, en el 2008 usted paga un deducible anual de $135 por los servicios y suministros cubiertos por la Parte B antes de que Medicare comience a pagar su parte, según cuál sea el servicio o suministro.

Trasplantes (costos del centro/clínica)

La Parte A de Medicare cubre los trasplantes de corazón, pulmón, riñón, páncreas, intestino e hígado en ciertas condiciones y solo en un centro aprobado por Medicare. Medicare solamente aprueba los centros para los trasplantes del riñón, corazón, hígado, pulmón, intestino y algunos trasplantes de páncreas. La Parte B de Medicare cubre los trasplantes de la médula ósea y cornea, y los mismos no están limitados a los centros aprobados. La cobertura del trasplante incluye las pruebas, exámenes y pruebas de laboratorios necesarios antes de la cirugía. También incluye los medicamentos inmunosupresores (en ciertas circunstancias), el cuidado de seguimiento para usted y la obtención de órganos y tejidos. Medicare paga los costos de un donante vivo para un trasplante de riñón.

En el 2008 USTED paga varias cantidades. Para la internación para trasplante, consulte Internación en el hospital en la página 39.

Tratamiento para el Abuso de Sustancias

Medicare cubre el tratamiento para el abuso de sustancias ya sea como paciente interno o ambulatorio. Se aplican ciertas limitaciones. Vea Salud Mental (para pacientes ambulatorios o internados) en la página 41.

Vacunas

Vacuna contra la gripe

La Parte B de Medicare generalmente cubre una vacuna contra la gripe por cada otoño o invierno.

En el 2008 USTED no paga por la vacuna si su médico o proveedor acepta la asignación como pago por aplicarle la vacuna. Si no la acepta, usted tiene que pagar el 20% de la cantidad aprobada por Medicare.

Las palabras en color azul están definidas en las páginas 59-61.

A menos que se indique lo contrario, en el 2008 usted paga un deducible anual de $135 por los servicios y suministros cubiertos por la Parte B antes de que Medicare comience a pagar su parte, según cuál sea el servicio o suministro.

Vacuna contra la Hepatitis B

La Parte B de Medicare cubre esta vacuna para los beneficiarios a riesgo mediano o alto de contraer la Hepatitis B. Su riesgo de contraer la Hepatitis B aumenta si padece de: hemofilia, Enfermedad Renal en Etapa Final (insuficiencia renal permanente que requiere diálisis o trasplante de riñón), o de una condición que disminuya su resistencia a las infecciones. Otros factores podrían aumentar su riesgo a contraer la enfermedad. Pregúntele a su médico si usted es una persona de mediano o alto riesgo de contraer la Hepatitis B.

> **En el 2008 USTED paga** el 20% de la cantidad aprobada por Medicare para la aplicación de la vacuna en el consultorio médico, y un copago si se la aplican en el hospital como un servicio ambulatorio.

Vacuna Neumocócica

Medicare cubre la vacuna contra la pulmonía para prevenir infecciones neumocócicas. La mayoría de las personas sólo necesita aplicársela una vez en su vida. Hable con su médico y pregúntele si necesita vacunarse.

> **En el 2008 USTED no paga** por la vacuna si su médico o proveedor acepta la asignación como pago por aplicarle la vacuna.

Vendajes Quirúrgicos

La Parte B de Medicare paga por los vendajes quirúrgicos cuando sean necesarios por razones médicas para el tratamiento de una cirugía o de una herida tratada quirúrgicamente.

> **En el 2008 USTED paga** el 20% de la cantidad aprobada por Medicare para los servicios del médico.

A menos que se indique lo contrario, en el 2008 usted paga un deducible anual de $135 por los servicios y suministros cubiertos por la Parte B antes de que Medicare comience a pagar su parte, según cuál sea el servicio o suministro.

Viajes fuera de los Estados Unidos (Cobertura médica durante el viaje)

Generalmente, Medicare no cubre su atención médica mientras está viajando fuera de los Estados Unidos. Puerto Rico, las Islas Vírgenes, Guam, Samoa Americana y las Islas Marianas del Norte se consideran parte de los Estados Unidos. Hay algunas excepciones. En ciertos casos, la Parte B de Medicare paga por los servicios médicos que le brinden en un barco en aguas territoriales cercanas a los Estados Unidos. En raras ocasiones, la Parte A de Medicare podría pagar los servicios de internación en un hospital en el extranjero, solamente en estas circunstancias:

- Usted se encuentra en los Estados Unidos cuando ocurre una emergencia médica y el hospital extranjero está más cerca que el hospital de los EE.UU. más cercano que pueda tratar la emergencia.

- Usted esté viajando por Canadá sin una demora no razonable a través de la ruta más directa entre Alaska y otro estado cuando ocurre una emergencia médica y el hospital canadiense está más cerca que el hospital más cercano de los EE.UU. que pueda tratar la emergencia.

- Usted vive en los Estados Unidos y el hospital extranjero está más cerca a su casa que el hospital de los EE.UU. más cercano que pueda tratar su condición médica, independientemente de si existe o no una emergencia.

Medicare también paga por los servicios de ambulancia prestados en Canadá o México como parte de una estadía de hospital cubierta para paciente interno.

En el 2008 USTED paga el 100% de los cargos. En las situaciones descritas arriba, usted paga la parte del costo que normalmente pagaría por los servicios cubiertos.

Zapatos Terapéuticos

Vea Servicios y Suministros para Diabéticos (zapatos terapéuticos) en la página 27.

Las palabras en color azul están definidas en las páginas 59-61.

A menos que se indique lo contrario, en el 2008 usted paga un deducible anual de $135 por los servicios y suministros cubiertos por la Parte B antes de que Medicare comience a pagar su parte, según cuál sea el servicio o suministro.

Si Desea Más Información

Visite MiMedicare.gov para obtener información personalizada

Inscríbase en www.MiMedicare.gov (el sitio Web seguro para acceder a su información de Medicare). Use este sitio para ver sus reclamaciones, averiguar sobre los servicios preventivos que debe recibir, y obtener los detalles más actualizados sobre cómo aprovechar al máximo los beneficios de Medicare. Si no tiene acceso a Internet, podrá obtener la misma información llamando al 1-800-MEDICARE (1-800-633-4227) y a través de los muchos socios que tiene Medicare en su comunidad. Los usuarios de TTY deben llamar al 1-877-486-2048.

Visite www.medicare.gov para obtener información general sobre Medicare

Allí podrá:

- Ver los planes de Medicare disponibles en su zona,
- Buscar un médico que acepte Medicare,
- Averiguar lo que cubre Medicare, incluidos los servicios preventivos,
- Obtener información sobre la apelación y los formularios.
- Obtener información sobre la calidad de la atención en los asilos para ancianos, hospitales, agencias para el cuidado de la salud en el hogar, planes y centros de diálisis;
- Obtener los teléfonos útiles de su zona,
- Ver las publicaciones de Medicare.

Llame al 1-800-MEDICARE para obtener respuesta a sus preguntas sobre Medicare

El 1-800-MEDICARE (1-800-633-4227) tiene un sistema de voz automatizado para facilitarle información durante las 24 horas del día, incluidos los fines de semana. El sistema le hará preguntas que usted responderá oralmente para dirigir su llamada automáticamente. Hable claro, llame desde un lugar silencioso, y tenga su tarjeta de Medicare con usted (encontrará una muestra de la misma en la página 6). Si necesita ayuda diga "Agente" (Agent) en cualquier momento y lo atenderá un representante de servicio al cliente. Los usuarios de TTY deben llamar al 1-877-486-2048.

Aviso: Si quiere que Medicare divulgue su información médica persona a otra persona, tiene que autorizarlo por escrito. Puede llenar una "Autorización para que Medicare divulgue información médica personal". Puede llenarla electrónicamente en www.medicare.gov o puede llamar al 1-800-MEDICARE (1-800-633-4227) para que le envíen el formulario. Los usuarios de TTY deben llamar al 1-877-486-2048.

Sección 7: Si Desea Más Información

Publicaciones gratuitas sobre Medicare y temas relacionados:

Las decisiones sobre los servicios médicos son importantes. Medicare trata de brindarle la información que usted necesita para tomar buenas decisiones sobre el cuidado de su salud. Usted puede leer o pedir las publicaciones gratuitas de Medicare sobre temas tales como los servicios preventivos, el cuidado de hospicio, la atención domiciliaria, salud mental, la cobertura de sus recetas médicas, la selección de un asilo para ancianos y sus derechos y protecciones. **Para obtener estas publicaciones** visite www.medicare.gov y escoja "Buscar una publicación de Medicare".

Otros contactos importantes

Abajo encontrará los números de teléfono de organizaciones que brindan servicios en todo el país. Al momento de imprimir esta publicación dichos números eran correctos pero podrían haber cambiado.

Programa Estatal de Asistencia sobre Seguros de Salud (SHIP por su sigla en inglés)

Llame para obtener asesoría gratuita y personalizada sobre seguros médicos, así como ayuda para tomar decisiones relacionadas con su salud, información sobre los programas de ayuda para los beneficiarios de bajos ingresos y recursos limitados y ayuda con las reclamaciones, facturación y apelaciones. Para obtener el número de teléfono llame al 1-800-MEDICARE (1-800-633-4227).

Administración del Seguro Social

Llame al 1-800-772-1213 para reemplazar su tarjeta de Medicare, para cambio de nombre o domicilio, para obtener información sobre la elegibilidad para las Partes A y/o B de Medicare, para inscribirse o solicitar la ayuda adicional para pagar por la cobertura de Medicare de sus recetas médicas, y para comunicar una defunción. Los usuarios de TTY deben llamar al 1-800-325-0778.

Contratista de Coordinación de Beneficios

Llame al 1-800-999-1118 para averiguar si es Medicare o su otro seguro el que paga primero. Los usuarios de TTY deben llamar al 1-800-318-8782.

Departamento de Defensa

Llame si tiene preguntas sobre **TRICARE** o **TRICARE for Life**. TRICARE 1-888-363-5433, TRICARE for Life 1-866-773-0404.

Oficina del Inspector General del Departamento de Salud y Servicio Humanos

Llame si sospecha que se ha cometido fraude. 1-800-447-8477. TTY 1-800-377-4950.

Oficina de Derechos Civiles

Llame al 1-800-368-1019 si piensa que no ha sido tratado justamente. TTY 1-800-537-7697.

Departamento de Asuntos de Veteranos

Llame si es un veterano de guerra o si ha servido en las Fuerzas Armadas. 1-800-827-1000. TTY 1-800-829-4833.

Junta de Retiro Ferroviario (RRB por su sigla en inglés)

Si usted recibe los beneficios de RRB, llame para obtener información sobre beneficios, cambio de nombre o domicilio, para inscribirse en Medicare, para notificar una muerte o para reemplazar su tarjeta de Medicare. Llame a su oficina local de RRB al 1-800-808-0772 o al 1-877-772-5772 (después del 1 de enero de 2009).

Palabras Que Debe Conocer

Apelación— Un tipo especial de queja que usted hace si esta en desacuerdo con ciertas decisiones tomadas por Medicare, su plan de salud o de medicamentos. Usted puede apelar si solicita un servicio, suministro o medicamento que cree que debería recibir, o si solicita el pago de un servicio que recibió y Medicare o el plan se lo niegan. También puede apelar si ya recibe la cobertura y Medicare o su plan dejan de pagar.

Cantidad aprobada por Medicare —En el Medicare Original, es la cantidad que puede recibir en pago un médico o proveedor que acepta la asignación, incluido lo que paga Medicare y cualquier deducible, coseguro o copago que usted pague. Puede que sea menor que la cantidad que le cobra el médico o proveedor.

Cargo límite—Es la cantidad máxima que un médico o proveedor que no acepta la asignación le puede cobrar por un servicio cubierto. El límite es el 15% por encima de la cantidad aprobada por Medicare. Este cargo límite sólo se aplica a ciertos servicios y no se aplica al equipo o suministros.

Cobertura válida de medicamentos recetados—Cobertura de recetas médicas (por ejemplo de su empleador o sindicato) que se espera que pague, en promedio, por lo menos lo mismo que paga la cobertura estándar de Medicare. Las personas que tienen este tipo de cobertura cuando son elegibles por primera vez para Medicare, generalmente se pueden quedar con la cobertura sin tener que pagar una penalidad por inscripción tardía si decide inscribirse en un Plan Medicare de Medicamentos Recetados más tarde.

Copago— En algunos planes de salud Medicare y planes para medicamentos recetados, es la cantidad que usted paga por cada servicio médico que recibe, por ejemplo, una consulta al médico o un medicamento. El copago, por lo general, es una cantidad fija. Por ejemplo, podría ser de $10 o $20 por cada consulta médica o receta.

Coseguro— Una cantidad que usted debe pagar como su parte del pago de los servicios, después de haber pagado el deducible. Generalmente el coseguro es un porcentaje (como el 20%).

Sección 8: Palabras Que Debe Conocer

Deducible— La cantidad que usted debe pagar por servicios de salud o medicamentos, antes de que Medicare, su plan para recetas médicas u otro seguro comience a pagar.

Días de reserva de por vida/vitalicios—En el Medicare Original son días adicionales que pagará Medicare cuando ha estado hospitalizado por más de 90 días. Estos 60 días pueden ser usados una sola vez durante su vida. Por cada día de reserva de por vida, Medicare paga todos los costos excepto el coseguro diario.

Hospital de acceso crítico—Un centro médico pequeño que brinda servicios ambulatorios y de internación a personas en zonas rurales.

Instituciones religiosas no-médicas para el cuidado de la salud —Un centro que brinda servicios y suministros de salud que no son médicos a personas que necesitan atención en un hospital o centro de enfermería especializada, pero que no lo aceptan por convicciones religiosas.

Medicaid—Un programa conjunto federal y estatal que brinda ayuda con los costos médicos de ciertas personas con bajos ingresos y recursos limitados. Los programas de Medicaid varían de estado a estado, pero cubren la mayoría de los costos de servicios de salud si usted califica tanto para Medicare como para Medicaid.

Necesario por razones médicas —Servicios o suministros médicos que sirven para diagnosticar o tratar su problema de salud y que cumplen con los estándares locales de la buena práctica médica.

Período de Beneficio — La forma en que Medicare mide su uso de servicios de hospital y de centros de enfermería especializada (SNF). Un período de beneficio comienza el día en que usted es ingresado al hospital o al centro de enfermería especializada. El período de beneficio termina cuando usted no ha recibido servicios de hospital (o de enfermería especializada) por 60 días consecutivos. Si usted entra en el hospital después de que se haya terminado un período de beneficios, empieza un nuevo período de beneficio.

Plan Medicare Advantage (Parte C)—Un plan ofrecido por una compañía privada que tiene un contrato con Medicare para brindarle todos los beneficios de las Partes A y B. Un plan Medicare Advantage también llamado Parte C puede ser un Plan de Organización para el Mantenimiento de la Salud, un Plan de Organización de Proveedores Preferidos, un plan Privado de Pago-por-Servicio o un plan de Cuenta de ahorros médicos de Medicare o un Plan Medicare para Necesidades Especiales. Si está inscrito en un plan Medicare Advantage, los servicios son pagados por el plan en vez de Medicare. La mayoría de los planes Medicare Advantage cubren las recetas médicas.

Planes Medicare de Medicamentos Recetados (Parte D)—Un plan individual que agrega la cobertura de sus recetas médicas al Medicare Original, a algunos Planes de Costo de Medicare, a ciertos Planes Privados de Pago-por-Servicio o Planes de Cuenta de Ahorros Médicos de Medicare. Estos planes son ofrecidos por compañías de seguro y otras compañías privadas aprobadas por Medicare. Los Planes Medicare Advantage también pueden ofrecer la cobertura de medicamentos y la misma cumplirá con las mismas normas que las de los Planes Medicare de Medicamentos Recetados.

Póliza Medigap—Una póliza de seguro suplementaria a Medicare ofrecida a la venta por compañías de seguros privadas para cubrir lo que no cubre el Medicare Original.

Prima—El pago periódico a Medicare, a una compañía de seguros, o a un plan de servicios de salud por cobertura de salud o la de sus medicamentos recetados.

Servicios Preventivos —Atención médica para prevenir enfermedades o detectarlas a tiempo que es cuando el tratamiento da mejores resultados (por ejemplo, el examen Papanicoulau, la vacuna contra la gripe, las mamografías, etc.).

DEPARTAMENTO DE SALUD Y SERVICIOS HUMANOS DE LOS EE.UU.

Centros de Servicios de Medicare y Medicaid
7500 Security Boulevard
Baltimore, MD 21244-1850

Asunto oficial
Penalidad por uso privado, $300

CMS Publicación No. 10116-S
Revisada en agosto 2008

Sus Beneficios Medicare

- www.medicare.gov
- 1-800-MEDICARE (1-800-633-4227)
- TTY 1-877-486-2048

¿ Necesita usted una copia en inglés? Llame GRATIS al
1-800-MEDICARE (1-800-633-4227).

Mi Salud.
Mi Medicare.

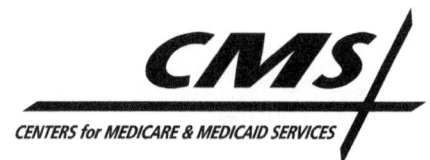

CMS
CENTERS for MEDICARE & MEDICAID SERVICES